Que los hábitos sean tu medicina

Dr. BORJA BANDERA

Que los hábitos sean tu medicina

Consejos atemporales para optimizar tu salud
y prevenir la enfermedad

Grijalbo

Papel certificado por el Forest Stewardship Council®

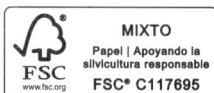

MIXTO
Papel | Apoyando la
silvicultura responsable
FSC® C117695

Penguin
Random House
Grupo Editorial

Primera edición: junio de 2023
Tercera reimpresión: noviembre de 2023

© 2023, Borja Bandera Merchán
© 2023, Penguin Random House Grupo Editorial, S. A. U.
Travessera de Gràcia, 47-49. 08021 Barcelona

Printed in Spain – Impreso en España

ISBN: 978-84-253-6438-9
Depósito legal: B-7.885-2023

Compuesto en M. I. Maquetación, S. L.

Impreso en Liberdúplex
Sant Llorenç d'Hortons (Barcelona)

GR 6 4 3 8 9

Por tu amor incondicional.
Por tu valentía y coraje.
Por tu actitud y ejemplo.
Por guiarnos desde arriba.
Va por ti, mamá

Índice

Introducción

¿Qué significa exactamente tener salud? ¿Hay alguna forma objetiva de saber si alguien es o no saludable? ¿Qué lo decide? ¿Una analítica? ¿La opinión de un profesional? ¿De un grupo de profesionales?

¿Cuáles son los factores que, de estar presentes en nuestra vida, ayudan a preservar y optimizar la salud?

¿Existen poblaciones modernas en las que la enfermedad cardiovascular o el cáncer sean anecdóticos? ¿Por qué?

Vivimos cada vez más, pero ¿vivimos mejor?

¿Tiene sentido vivir más y peor?

¿Encapsular el ejercicio físico en una pastilla rosa o encontrar la píldora definitiva para adelgazar va a solucionar nuestros problemas de salud?

¿La solución a la enfermedad crónica son fármacos más caros e innovadores?

¿Existe una fórmula secreta para el cambio de hábitos?

¿Cuál es el camino más directo y eficaz para ayudar a una persona a modificar su conducta?

¿De qué ideas importantes no se suele hablar en las consultas médicas?

Tanto este libro como mi camino en la divulgación comienzan con preguntas cuyas respuestas son difícilmente localizables en un libro de medicina, o en la propia facultad de medicina. Allá por 2015, en plena carrera y cuando todavía estaban de moda los blogs, materialicé por fin algo en lo que llevaba pensando bastante tiempo: crear un blog llamado «Empoderamiento por Bandera».

Este espacio digital nacía de la necesidad personal de encontrar las respuestas que mis estudios universitarios no me estaban aportando. Y compartirlas con los demás, por supuesto. También me sirvió de desahogo de una carrera que apretaba bastante. Escribir tiene un poder ansiolítico muy subestimado.

Con el tiempo, el blog dio paso a otros canales de comunicación, entre los que YouTube destacó muy por encima del resto. En la plataforma por excelencia de vídeos hemos creado una comunidad que sobrepasa el millón de personas interesadas en la salud, una verdadera familia virtual repleta de individuos deseosos de aprender a optimizar su salud para prevenir la enfermedad (algo que se convertiría con el tiempo en una de las coletillas del canal).

Porque hay dos formas de luchar contra la enfermedad: una es esperar a que suceda y atacarla con violencia; la otra es optimizar tu salud y así evitar que se desarrolle. Ambas formas, como veremos a lo largo de estas páginas, son necesarias. Sin embargo, una sufre un alto grado de hipertrofia. La otra está atrófica.

Este texto es la última piedra puesta en ese esfuerzo comunicador que, por supuesto, continúa mientras lees estas líneas. Tienes entre manos una obra que recoge las ideas que he podido aprender, las sintetiza y pretende exponértelas de forma legible, sencilla y accionable. Por el camino lanzaremos otras preguntas abiertas. Me encantan las preguntas. Son fértiles, motivan el cambio de perspectiva y aportan más información que las propias respuestas.

Este no es un tratado de nutrición, psicología, autoayuda o medicina. Ni siquiera de medicina preventiva, aunque esta estará constantemente presente. Si hay un hilo conductor en la obra, es el de la salud en su más amplio sentido. Este libro no trata de enfermedades, de fármacos o cirugías. Los libros que me quitaban el sueño durante la carrera, sí. Este no. Las ideas que encontrarás en esta obra no son nuevas ni mucho menos. Mentes mucho más brillantes han reflexionado sobre estos temas desde hace miles de años: los fundamentos básicos para preservar la salud. Fundamentos que, por básicos, muchas veces han sido olvidados. Mi labor aquí es traducir lo académico a un lenguaje más simple. Conectar ideas aparentemente lejanas. Filtrar algunos conceptos pseudocientíficos y validar otros que se mueven en el límite de la ciencia conocida. Pero, sobre todo, esclarecer un camino de mejora y ayudarte a recorrerlo.

¿Para qué te servirán estas páginas? No lo sé. Eso me lo dirás tú cuando termines de leerlas. Podríamos decir que su objetivo principal es actuar de catalizador. Un catalizador es un elemento que aumenta la velocidad de una reacción química, permitiendo que ocurra. Un factor que enciende la chispa. Inicia el movimiento.

Hay muchas personas ahí fuera en un estado quiescente, esperando el momento oportuno para realizar las acciones que tienen que realizar. Ven pasar los días y las semanas mientras su salud y circunstancias siguen empeorando. En esos malos momentos un catalizador puede ser de mucha ayuda. Por desgracia, a lo largo de la vida muchos necesitamos ese empujón. Espero que este libro sea el empujón que ayude a mejorar la salud de mucha gente. Y, por supuesto, la tuya.

Que los hábitos sean tu medicina no pretende decirte lo que tienes que hacer. La mayoría de las personas saben lo que tienen que hacer para mejorar su salud. Pretende señalarte un camino y sembrar en ti las ganas de recorrerlo. Existen dos formas de cambiar la conducta de una persona: hacer que quiera cambiarla u obligarle a cambiarla. Como es obvio, solo la primera es válida.

Como finalidad secundaria, me gustaría que la obra fuera un recordatorio. Si eres una persona con buenos hábitos y consciente de tu salud, este libro te servirá de aviso recurrente: unas cuantas páginas de lectura fácil que te anclarán a lo que es de verdad importante en la vida. Siempre he echado de menos un manuscrito integrador que recogiera los principales elementos generadores de salud en el ser humano, que no pecara de demasiado académico y que tuviera una lectura razonablemente ligera. Que uniera los puntos y que fuera legible para la mayoría, sobre todo para aquellos que más lo necesitan.

Después de pasar por estas páginas entenderás por qué el sistema sanitario emplea gran cantidad de sus recursos en factores que producen un retorno marginal en términos de salud, pero un gran retorno en términos económicos, y que lo podríamos llamar «sistema de enfermedad» en lugar de «sistema de salud». O que hacer ejercicio a diario y mejorar tu dieta es una obra social que ayuda a muchos, no un acto egoísta.

Aprenderás de qué maneras podemos ayudar a la medicina a cumplir mejor su función (devolverte la salud). Y cuáles son las mejores herramientas que tenemos a nuestra disposición para evitar perderla en un primer momento.

Vas a entender los atajos con respaldo científico que conducen al cambio de hábitos, sin ahogarte en referencias bibliográficas ni en términos complejos. O cómo la soledad y el vacío existencial pueden ser mucho peores que tener el colesterol alto. Puedes comenzar a leerlo por donde quieras. Como vivimos en el mundo del contenido rápido, fugaz y entretenido, he querido estructurar el libro en píldoras o ideas. Unas te sabrán muy dulces, otras amargas. Es posible que incluso vomites alguna. Pero todas contienen alguna enseñanza atemporal. Atemporal porque no tratan de modas pasajeras. Serán igual de válidas hoy que dentro de cincuenta años. Tus nietos las podrían leer y aprender algo. Contenido *evergreen*, lo llaman. Eso sí, antes de comenzar quiero avisarte de que repudio el paternalismo médico. Soy médico, pero no soy juez. No dicto qué está bien y qué está mal. Tampoco soy nadie para decirte qué tienes que hacer o dejar de hacer.

El paternalismo médico es una forma de ejercer la medicina en la que todo el peso de las decisiones a tomar recae en las espaldas del médico. Yo te digo lo que tienes que hacer, y tú lo haces.

El empoderamiento en salud, y en cualquier otro ámbito, es algo diametralmente opuesto: aportar las herramientas necesarias al individuo para que pueda modificar su conducta y mejorar su situación (por él o ella misma). Hacer partícipe al «paciente» (otro concepto a revisar) en toda aquella decisión que afecte a su salud. Involucrar a la persona en el proceso de recuperación y progreso. Guiarle, orientarle y aconsejarle.

Sin juzgar. Sin imponer. Sin una relación vertical, jerárquica y desequilibrada. Eso es empoderar.

Si esta obra ayuda en ese sentido, ha cumplido su cometido.

El objetivo

El objetivo de este libro es darte herramientas para que no necesites tomarte cada mañana las doce pastillas multicolores que tienes organizadas cuidadosamente en el pastillero. Para que, al subir las escaleras hasta el tercer piso, no tengas que parar cuatro veces por la disnea («dificultad respiratoria, falta de aire, ahogo»).

Para que puedas llevar en volandas a tu hijo una tarde de junio a la playa, sin que al día siguiente te levantes con lumbalgia.

El objetivo es que llegues a sentirte dentro de un cuerpo fuerte, funcional y ágil, pese al paso de los años.

Morir joven lo más tarde que se pueda.

Aprovechar al máximo tu potencial genético.

Que no des vueltas en la cama durante horas, empapado en sudor, con presión en el pecho por la ansiedad hasta que caes rendido por el cansancio.

Permanecer lejos de las salas de espera. Lo más lejos posible. De la silla de ruedas, de los quirófanos, de las «quimios», de las «radios».

Que no te acuerdes de tu próxima cita médica, porque no la hay.

Que cada analítica corrobore lo que tú ya sabías: que estás sano y fuerte.

Poder moverte sin dolor y sin depender de analgésicos. Dar un paseo en bicicleta con la familia los domingos antes de salir a comer unos espetos.

Estar satisfecho con tu cuerpo, aunque no sea perfecto ni lo vaya a ser.

Entender que la incomodidad es un ingrediente necesario para crear una buena vida.

No anticipar continuamente el momento de partir y hacer las paces con la muerte.

Que no entres en el hospital. Si entras, que salgas pronto. Cuando salgas, no volver a entrar.

Comprender tu compleja maquinaria, sin obsesionarte con su funcionamiento.

Sufrir en paz cuando no quede otra, con la tranquilidad de que hiciste todo lo posible.

Tener coherencia en lo que haces, dices y sientes, y un propósito que te dé alegría, energía y dirección.

Guiar a los demás cuando necesiten guía. Inspirarlos para que mejoren. Ser la chispa que enciende la llama.

Valorar la salud con actos diarios recurrentes, no con palabras veleidosas. Entender que esta abarca mucho más de lo que nos han contado.

Enseñar a los tuyos la maravilla que supone estar vivo. Educarlos en el respeto a la vida.

No pasarte las noches en un hospital viendo el suero caer gota a gota; oyendo al compañero gritar de dolor, de agonía; esperando a que pase el médico a la mañana siguiente; rezando por que ocurra algo bueno que te saque de esa habitación.

Impotente. Indefenso. Lleno de rabia porque tú no quieres estar ahí.

No lo mereces. Quieres estar fuera. Viviendo.

El objetivo de este libro es, por un lado, hacerte ver la importancia de los hábitos de vida en la optimización de tu salud y la prevención de la enfermedad y, por otro, animarte a aplicarlos en tu día a día.

Ese es el objetivo.

¿Acaso hay uno mejor?

1

¿Cómo sé si tengo salud?

Si paras a cien personas en la calle más transitada de tu ciudad y les preguntas: «¿Qué es para usted lo más importante en la vida?», muchos contestarán sin dudarlo un segundo: «¿Para mí? La salud, por supuesto».

Es un patrón recurrente: entendemos la importancia de la salud. Tus padres te enseñaron que la salud es lo primero. Que cuando uno tiene salud quiere muchas cosas, pero cuando no la tiene solo quiere una. Sin embargo, ¿entendemos qué es la salud? Y lo que es más importante: ¿son coherentes nuestras acciones con ese deseo común de no perder la salud?

Para la mayoría, tener salud consiste en no estar enfermo. Definimos la salud en términos negativos, al igual que podríamos definir la fuerza como la ausencia de debilidad (errando, por supuesto). Si no estoy resfriado, no tengo una úlcera gástrica o no me he partido el tobillo, entonces tengo salud.

Pero la salud es mucho más que la ausencia de enfermedad. Se trata de una entidad con suficiente enjundia como para procurar evitar una definición en negativo. Eso sí, una entidad que el ser humano lleva mucho tiempo tratando de definir, de aprehender conceptualmente, sin demasiado éxito.

La Organización Mundial de la Salud, la institución más importante y representativa en el asunto, nos dice que la salud es «un estado de completo bienestar físico, mental y social, y no solamente la ausencia de afecciones o enfermedades». La OMS y este libro entonces, están de acuerdo en una cosa, la salud no se puede definir como la mera ausencia de enfermedad: es mucho más que eso. Definirla de esa manera la convertiría en una dicotomía (tengo/no tengo salud), y además la dejaría a merced del criterio tecnocientífico en cuanto a qué es y qué no es una enfermedad. Y esto es peligroso.

Recuerda que una enfermedad no es más que una etiqueta que utilizamos con fines prácticos para poder dar solución a problemas médicos, y dichas etiquetas no siempre benefician al paciente.

Las enfermedades van y vienen, varían en función de la cultura, de la sociedad e incluso, muy a menudo, de intereses comerciales. Las cifras de colesterol consideradas subsidiarias de tratamiento médico han bajado de manera sustancial en los últimos cuarenta años. También las de presión arterial y de «azúcar». Quién sabe si en otras dos décadas seremos todos hipertensos y tendremos que tomar Enalapril desde los dieciocho años para poder tener una presión arterial «normal».

Diferentes orientaciones sexuales eran consideradas «enfermedad» hace pocas décadas, manifestándose así en el Manual Diagnóstico y Estadístico de los trastornos mentales (DSM por sus siglas en inglés). Han tenido que pasar muchos años para que el estigma se debilite, y aún sigue estando muy presente en muchos países, con el sufrimiento que ello arrastra. Antes del 15 de septiembre de 1973, ser homosexual, a ojos de la sociedad y de la medicina, equivalía a tener una enfermedad mental.

El síndrome de Koro es un trastorno en el que los individuos que lo padecen tienen un miedo irrefrenable e injustificado a que sus genitales se retraigan y desaparezcan. ¿La peculiaridad? Está intrínsecamente conectado a la cultura del Sudeste Asiático y es inexistente en otras partes del mundo.

La industria farmacéutica es experta en medicalizar situaciones inherentes a la vida, creando enfermedades para las cuales ya existe tratamiento, o bien creándolo en el caso de que no exista. Desde un punto de vista mercantil, es entendible. Es un buen negocio. Dificultades sexuales asociadas a la vejez (disfunción eréctil), para las cuales comenzaremos a tomar viagra.

El dolor y los cambios en el estado de ánimo asociados a la menstruación (a veces etiquetados como síndrome premenstrual y trastorno disfórico premenstrual), un motivo para tomar todos los meses antiinflamatorios a demanda o incluso antidepresivos.

La prescripción masiva de hormonas sexuales con fines anticonceptivos a mujeres en edad fértil y a cualquier chica joven que tenga alguna irregularidad en sus ciclos o un poco de acné. Por supuesto, los anticonceptivos hormonales son de gran utilidad para muchas mujeres, pero se prescriben con gran ligereza y no están exentos de efectos secundarios.

Comenzamos a tomar benzodiacepinas tras un duelo, tras una ruptura adolescente de pareja, tras un despido o tras un accidente imprevisto, normalizando dicha conducta (con el riesgo de contraer adicción).

La incapacidad de un niño de seis años para permanecer sentado sin moverse durante varias horas seguidas muchas veces termina en una prescripción de metilfenidato, asociada a un diagnóstico de por vida.

Es decir, la enfermedad es un concepto muy dinámico, a merced de intereses mercantilistas, así que mucho cuidado con las etiquetas.

Pero es que, si volvemos a la primera parte de la definición de la OMS: «un estado de completo bienestar físico, mental y social» nos encontramos con una verdadera utopía completamente excluyente. ¿Quién demonios tiene un completo estado de bienestar físico, mental y social, todo el tiempo?

Disculpe, señor director de la OMS, ¿pero de verdad usted cree que alguien en este planeta cumple con el criterio de salud de su organización?

Si he discutido con mi novia y estoy preocupado, ¿ya no tengo salud? (ausencia de completo bienestar mental). Si me he resfriado y mi bienestar físico no es completo, ¿no soy una persona saludable? Si tengo la mala suerte de pertenecer a una minoría maltratada socialmente en el país en el que me ha tocado nacer, ¿se me excluye del concepto de salud? ¿Para siempre?

Si he consumido MDMA, psilocibina, mescalina o LSD en una fiesta y en ese momento me siento bien a nivel físico, mental y social: ¿soy una persona con una salud resplandeciente?

Por lo tanto, aunque bienintencionada, la definición de salud de la OMS no es práctica, pues deja fuera al 99,999 por ciento de la población.

¿Qué es, entonces, tener salud?

Si buscas una definición objetiva, inamovible y universalmente compartida, no la hay. Yo no la conozco. Lo que sí tengo es mi propia definición personal, que puedo compartir contigo.

Una persona saludable está satisfecha con cómo está empleando el tiempo que se la ha dado, incluso si le duele la rodilla o el hombro y no tiene un completo estado de bienestar físico.

Incluso si tiene que tomar una o dos pastillas por la mañana, una persona es saludable cuando se levanta de la cama con una función y un propósito (lo que los japoneses llaman *ikigai*) que beneficia al resto de los seres vivos con quien comparte el planeta.

Tener un propósito vital es uno de los mayores multiplicadores y protectores de la salud; estamos hechos para dar, y el dar nos protege. Una de las mayores y más escondidas verdades en salud es que ser útil para los demás protege tu salud física y mental. Sin embargo, pocas veces nos animan a seguir un camino propio y genuino que pueda convertirse en nuestro propósito de vida. Hoy en día la mayoría de nosotros tenemos que elegir, sin las herramientas necesarias para hacerlo y de forma muy prematura, entre un puñado de caminos prefabricados y, muchas veces, socialmente impuestos. No saber quiénes somos y qué queremos nos está pasando factura.

Una persona saludable es aquella que da sentido a su sufrimiento, porque todos terminamos sufriendo en un momento u otro de la vida. El sufrimiento sin sentido se multiplica, mientras que cuando sí lo tiene, puede llegar a ser muy transformador.

Viktor Frankl preguntaba siempre a sus pacientes: «Y a usted, ¿qué le lleva a no suicidarse?». En la respuesta a esa brusca pregunta se encuentra la razón de vivir de cada uno de nosotros, aunque a veces la única respuesta sea «el miedo a la muerte y lo desconocido».

Una persona que la mayoría del tiempo siente paz, está cerca de la Salud. Ojo, no estamos hablando de exaltación o euforia. Ni siquiera de «alegría». El sentimiento es distinto: la ataraxia estoica, o la *aequanimitas* en latín, definirían muy bien esa paz.

La salud es el fruto de la inversión continua en hábitos de vida rentables. Porque existen hábitos rentables y hábitos costosos. Cuando acompañas a tu hijo de siete años a la clase de baloncesto de los lunes, miércoles y viernes, estás implementando en él un hábito generador de salud que puede durar toda la vida.

Tener salud tiene poco que ver con etiquetas y diagnósticos. No es algo que se pueda conseguir dentro de un hospital, o de un centro de salud. En estos sitios puedes, en el mejor de los casos, acabar con la enfermedad y volver al punto en el que estabas antes del problema, pero rara vez generarás salud. En la mayoría de las ocasiones, cronificarás un problema de salud con el que «aprenderás a convivir».

La salud no es algo que dependa solo del médico, ni del nutricionista, psicólogo o entrenador. Depende de ti, pero también de muchos otros factores que se nos escapan de las manos. Algunos genéticos, otros sociales, políticos o simplemente económicos.

El objetivo, por lo tanto, no es ser la persona más saludable del mundo. Eso no existe. Es ser la persona más saludable que puedas ser. Maximizar tu potencial de salud.

Para maximizar las posibilidades de ser y continuar siendo una persona saludable, existen lecciones atemporales muy valiosas, muchas de las cuales te recordaré a lo largo de los siguientes capítulos.

¿Cuáles son los factores más determinantes a la hora de proteger tu salud? Sigue leyendo.

2

Los determinantes de la salud.
Marc Lalonde sospechaba algo

En 1974 el ministro de Salud Pública de Canadá, Marc Lalonde, hizo algo necesario pero poco común: plantearse el estado actual de las cosas para intentar mejorarlas tomando acciones diferentes a lo que ya se venía haciendo.

Lalonde encargó a un grupo de epidemiólogos estudiar en una muestra lo bastante grande como para ser representativa las causas principales de muerte y enfermedad de los canadienses. ¿De qué se muere y por qué enferma mi población? (recuerda la importancia de las preguntas correctas).

Dicho estudio dio lugar a un informe conocido popularmente como «Informe Lalonde» y llamado «A new perspective on the health of Canadians».

Fue un antes y un después en medicina y salud pública. ¿Por qué?

En dicho informe se diferenciaron de manera clara cuáles eran los diferentes determinantes de la salud en una población, aquellos factores que añaden o restan salud a un individuo y grupo y se les atribuyó una importancia relativa a cada uno de ellos.

También se clasificaron dichos determinantes en dos grupos: los que dependen del Estado y los que no.

Los primeros son los determinantes sociales, económicos y políticos, y deciden si eres merecedor o no de una subvención, cuál es el sueldo mínimo en un momento dado y qué políticas en torno a la salud pública se llevan a cabo. Son muy importantes y no se cuidan mucho en la mayoría de los países. Pero el otro grupo de determinantes es todavía más importante. Aquellos que no dependen íntegramente del Estado:

• El estilo de vida, las acciones y los hábitos que realizas en tu día a día y tienen una repercusión positiva o negativa en tu salud dependen de ti (aunque no del todo).
• Los factores ambientales, como la contaminación urbana y los saneamientos.
• Los factores genéticos-biológicos, es decir, el conjunto de genes con el que naces (la epigenética ha podido comprobar que son menos definitorios de lo que creíamos, pero aun así son definitorios en muchas ocasiones).
• Los factores relacionados con los servicios de salud que se prestan a las diferentes poblaciones; podríamos denominarlos «asistencia sanitaria».

Si preguntáramos (otra vez) a una muestra de cien personas qué significa para ellos invertir en salud, la mayoría centraría su respuesta en el último factor: servicios de salud y asistencia sanitaria. Es decir, más hospitales, más centros de salud, menos recortes, más médicos, más personal de enfermería y mayor número de quirófanos por cada cien mil habitantes.

Sin embargo, y como dejaremos ver a lo largo del libro, existen otros determinantes mucho más importantes y decisivos para optimizar la salud y prevenir la enfermedad, sin menoscabar la importancia crucial de tener sistemas de salud sólidos, eficientes y accesibles.

Poner un parque de calistenia o una cancha de fútbol en un barrio marginal incrementa las posibilidades de que los adolescentes, tras salir del instituto, pasen sus tardes jugando al fútbol o entrenando en las barras, en vez de jugando a videojuegos o flirteando con las drogas. No es asistencia sanitaria, es prevención invisible.

Esto para muchos no tiene nada que ver con la salud y está más cerca del «ocio». Quizá piensen que en un país en el que una de cada dos personas tiene sobrepeso u obesidad es más importante hacer ecuaciones de segundo grado durante cuatro horas por la tarde, tras haber estado otras ocho sentado en un pupitre, que realizar ejercicio físico con los amigos.

Establecer programas de subvención de gimnasios, o de frutas y verduras, haría muchísimo por la salud de la población. Que una familia tenga más accesible una caja de doce *nuggets* de pollo congelados que un kilo de fruta y verdura, es un signo de alarma. Desde las instituciones tenemos que invertir en facilitar que la opción por defecto sea la opción saludable. La opción menos saludable debe costar más: más tiempo, más dinero o más trabajo. Solo así podemos, poco a poco, modificar la conducta de las personas en su favor.

En definitiva: es necesario mover fichas para facilitar los hábitos de vida que protegen la salud de la población y dificultar aquellos que la empobrecen. No podemos limitarnos a apelar a la voluntad de las personas. Es más difícil hacer ejercicio regularmente para alguien que vive en la precariedad laboral y hace malabares para llegar a fin de mes, que para el funcionario acomodado que llega a las tres de la tarde a su casa (o antes). No digamos pagar la cuota del gimnasio, que en tiempos de dificultad pasa de forma automática a la categoría de «gasto prescindible».

Educar desde edades tempranas en la importancia de los hábitos son deberes que no estamos cumpliendo. Esos niños, desconocedores de estos temas, terminan siendo padres y madres que tienen que tomar decisiones. Y es que puedes llegar a ser un adulto totalmente funcional sin tener ni idea de nutrición, de hábitos o de prevención de la enfermedad. Porque las migajas informativas que llegan a tus oídos por aquí y por allí no son suficientes y, la mayoría de las veces, son contraproducentes.

Tendemos a pensar con facilidad que los factores que más salud aportan (los más importantes) son aquellos que tienen que ver con hospitales, cirugías, estatinas o investigación en biomedicina. Pero déjame decirte que no. No son los más importantes, aunque son muy importantes.

Los factores que más peso tienen a la hora de mejorar la salud de una población son los determinantes ambientales y, en especial, tu estilo de vida. Tu ambiente y lo que haces: tus hábitos.

Si te das un paseo por la mañana antes de ir al trabajo o te levantas con la hora justa, echando humo y maldiciendo tu vida. Si tienes el hábito de la cerveza en cada comida, o por el contrario tienes el del agua. Si todos los días a las seis de la tarde te diriges hacia el gimnasio, o te diriges hacia el bar. Si tus vacaciones son de pulserita y todo incluido, o son de largas caminatas empapándote de una cultura diferente a la que has mamado. Esos son los detalles que marcan la diferencia en la salud de las personas. En este sentido, el proveedor de salud más importante a lo largo de tu vida ni siquiera es tu médico de referencia: eres tú mismo.

¿Quieres mejorar tu salud? Mejora tu ambiente y mejora tus hábitos

No todo depende de ti, por supuesto, pero debes actuar como si fuera así. Aunque a veces no podamos elegir el trabajo, evitar circunstancias adversas o las malas influencias de tu entorno inmediato, debes responsabilizarte de tus hábitos. Mejorarlos nunca es sencillo pero siempre es posible, seas quien seas y vivas donde vivas. Sé una persona muy recelosa de tus hábitos. Defiéndelos a capa y espada. Lucha encarnizadamente por mejorar tu estilo de vida.

No terminaremos este capítulo sin recordar que la partida de gasto público destinado a la asistencia sanitaria es mucho mayor que la destinada a estilo de vida o medio ambiente (y aun así nunca es suficiente, porque el gasto sanitario siempre tiende a crecer, nunca a decrecer, debido al contexto sanitario actual).

Gastamos mucho más en lo que menos salud proporciona al ciudadano. ¿Por qué? Porque este mundo no es perfecto, y los intereses económicos suelen predominar frente a los intereses en salud. También porque las decisiones políticas son muy cortoplacistas, y cualquier inversión en estilo de vida tiene un retorno jugoso pero tardío.

Vuelvo a hacer énfasis en la importancia del gasto en sistemas sanitarios eficientes y accesibles, pero hago todavía más énfasis en la importancia del gasto en mejorar el estilo de vida de la población, ya que este está más olvidado si cabe y suele considerarse un aspecto que apela solo al individuo y su fuerza (o debilidad) de voluntad.

Paradójicamente, invertir en mejorar los hábitos de la población, a largo plazo, reduciría de manera considerable el gasto en sanidad, mejorando la eficiencia los sistemas de salud, incrementando las partidas para investigación, aumentando la remuneración de los profesionales y desatascando un sistema sanitario que o cambia, o muere.

3

La enfermedad es prevenible.
No siempre. Eso duele

Son las once de la mañana de un lunes cualquiera de marzo de 1999. Aún no ha ocurrido el atentado terrorista de las torres gemelas. España todavía no ha ganado el Mundial de 2010 gracias al glorioso gol de Andrés Iniesta. El miedo al nuevo milenio es palpable y todo el mundo habla de qué ocurrirá cuando acabe el año.

Todos los niños de mi edad están en clase aprendiendo. Yo no.

Tenía seis años, muy poco pelo, y paseaba de la mano de mi padre por los pasillos del hospital materno infantil, en Málaga. Mientras tanto, mi madre cuidaba en casa de mi hermana de varios meses. Ella, muy joven entonces, lo pasaba fatal cuando yo tenía que ir al hospital con esa edad.

Yo, por mi parte, no entendía muy bien por qué era necesario, cada pocas semanas, pasarme la mañana entre esas paredes esperando que un señor mayor diera su veredicto sobre mí. Pero mi padre se preocupaba de hacerme alguna promesa interesante para convencerme de que fuese al médico, como algún juego nuevo de la Game Boy Color o llevarme al cine esa tarde. Promesa que cumplía el cien por cien de las veces.

Siempre me pareció que el hospital olía a enfermedad. Era como si se pudiera captar la ansiedad de los padres y madres que caminaban por allí. Paredes con colores y formas llamativas que tenían la intención de distraer y animar a los pequeños, pero que para mí eran tétricos; un silencio sepulcral que me imprimía una mezcla de respeto y miedo, como si algo malo fuera a pasar en cualquier momento por el mero hecho de estar allí. De vez en cuando, una niña o un niño de mi edad, también sin pelo, paseaban cogidos a un portasueros y nos saludábamos por el pasillo. Era una de nuestras muchas revisiones periódicas a pediatría oncológica.

Meses antes, unos padres muy jóvenes habían recibido la arrolladora noticia: su primer hijo tenía un diagnóstico de linfoma de Hodgkin, una neoplasia del sistema linfático con «buen pronóstico». Vaya, que ese niño de seis años tenía cáncer. Por muy bueno que fuese el pronóstico, las noticias no eran buenas, y aquello marcó gran parte de nuestra vida para mal (y también para bien).

A ese jarro de agua fría le siguieron muchas sesiones de quimioterapia y radioterapia. Dosis ingentes de incertidumbre y de profundo miedo. Noches en vela y una vida medicalizada. Algo que ningunos padres, ni ningún niño, deberían vivir jamás. De aquella temprana pesadilla ya solo quedan los pequeños tatuajes verdosos de la radioterapia en el pecho, un hipotiroidismo iatrógeno, alguna asimetría corporal y preguntas. Muchas preguntas.

Por supuesto, si estás leyendo esto es porque todo salió bien, y por eso debemos cuidar, mejorar y criticar de manera constructiva nuestros sistemas sanitarios públicos. Todo ello mientras cuidamos y mejoramos nuestros hábitos de vida. Los sistemas sanitarios accesibles y eficientes permiten que niños de seis años sorprendidos por la enfermedad puedan continuar jugando en el parque, riendo y disfrutando de sus padres. Con independencia de su clase social y su poder adquisitivo. No olvidemos nunca esto.

Algunas de las preguntas que este episodio sembró en mí fueron: ¿Podría haberse prevenido dicho cáncer en un niño de seis años? ¿Por qué ocurrió, o al menos, cuáles fueron los factores más decisivos en su aparición? ¿Qué habría pasado de no diagnosticarlo en ese momento? ¿Y si mi padre no hubiera insistido en biopsiar ese ganglio linfático que crecía y crecía? ¿Y si nos hubiéramos demorado tres, seis o nueve meses? ¿Estarías leyendo esto?

Seguro que estas son preguntas que te has hecho muchas veces si has pasado por algo así. Sin duda, es ridículo pensar que un niño de seis años o sus padres pueden prevenir que esto ocurra, lo cual añade una capa de impotencia e indefensión a los sufridores de esta maldita enfermedad. Pero, por suerte, no todas las enfermedades siguen este cruel patrón aleatorio asociado muchas veces al cáncer (no a todos), y hoy sabemos mucho más sobre cómo prevenir la enfermedad que hace treinta años.

¿LA ENFERMEDAD ES PREVENIBLE?

Sí, y no.

La enfermedad cardiovascular casi siempre lo es. La obesidad casi siempre lo es. El EPOC lo es prácticamente el cien por cien de las veces. El cáncer en muchos casos lo es (en otros no, como hemos visto). Las enfermedades autoinmunes tienen origen en la interacción de nuestro sistema inmunológico con elementos de nuestro ambiente, aunque no sabemos definirlos con claridad. En definitiva, podemos afirmar con rotundidad y basándonos en la ciencia, que la mayoría de las enfermedades crónicas que nos matan se pueden prevenir.

Pero si queremos obtener pautas prácticas y útiles para aplicarlas, tenemos que empezar por el principio. Si queremos convencer al público de que pueden hacer mucho por estar bien, toca tragar una pastilla amarga.

Partamos de una base que a muchos les resulta difícil y duro asimilar: incluso si optimizas todas las áreas de tu vida que afectan a la salud y que están bajo el control de tu voluntad, puedes enfermar. Lee esto de nuevo porque es de una importancia enorme. Nadie es inmune por completo a la enfermedad.

Da igual si eres vegano. O si vives en los Pirineos, te ejercitas vigorosamente en la montaña, cortas leña y te sumerges en un barreño lleno de cubitos de hielo. No importa si desayunas huevos revueltos con semillas de chía y almuerzas salmón salvaje. Puedes enfermar.

Seas deportista de élite o una persona sedentaria, puedes enfermar. Seas médico o seas astronauta. Dediques tu vida al cuidado de tu salud, o pases por ella ignorando tus autocuidados, puedes enfermar. Es obvio que las probabilidades son muy diferentes, pero puedes enfermar.

La enfermedad forma parte del ser humano, de la biología y de la naturaleza. Ya existía hace cinco mil, diez mil y quince mil años, y seguirá existiendo dentro de otros tantos de una forma u otra. Si vencemos a la enfermedad física, seguirá quedando la angustia vital y la enfermedad mental, que son tan inherentes a nosotros como el cáncer.

Comprendido esto, entremos en el terreno de las crueles probabilidades. ¿Cómo puedo minimizar las posibilidades de contraer una enfermedad grave a lo largo de la vida, sin que el esfuerzo por evitarla disminuya mi calidad de vida de manera drástica? Presta atención a esto último, porque nadie te hablará de ello.

Podríamos introducir a un individuo en una burbuja cristalina, aislado de cualquier patógeno, virus, bacteria o parásito, desde el momento de su nacimiento. Podríamos administrarle matemáticamente la cantidad de macronutrientes y micronutrientes que optimicen sus funciones fisiológicas. No bebería ni fumaría, tampoco se drogaría. Podríamos medir su estrés oxidativo y potenciar su capacidad antioxidante para mejorar la funcionalidad celular. Podríamos evitarle el contacto con personas tóxicas, radiación ultravioleta, contaminación ambiental e instigarle a que siga una periodicidad circadiana perfecta.

¿Merecería la pena vivir una vida así?

Mi respuesta es: no. Una vida controlada y medida al milímetro, sin dar margen a la espontaneidad o los errores, no merece ser vivida.

Vivir conlleva exponerse en mayor o menor medida a condiciones que no siempre son saludables. Relaciones que pueden no ser saludables, pero de las que aprendes mucho. Accidentes no previsibles que te marcan de por vida. Condiciones económicas que a veces permiten alimentarnos bien, pero otras veces no tanto. Imprevistos que generan desasosiego. Conlleva lidiar con sistemas políticos que oprimen minorías. Vivir en ciudades muy contaminadas de las que no puedes salir. Afrontar la ansiedad por la enfermedad no prevenible de un hijo. O por cómo irá un embarazo de alto riesgo. Asumir que tu padre se demencia lentamente. Convivir con una guerra que acaba de estallar en tu país. Ver como te sube la presión arterial cuando te das cuenta de que no llegas a final de mes.

Eso es vivir. Y a veces no es saludable. Asúmelo. Te quitarás un peso de encima.

Todos tenemos en nuestra vida elementos generadores de salud y elementos generadores de enfermedad. Algunos están ahí de forma voluntaria y otros escapan del todo a nuestro control. El influencer de fitness que parece un dios griego inmortal y se cuida por encima de sus posibilidades, cuando apaga la cámara se estresa porque no tiene suficientes *views* o coquetea con las drogas cuando nadie mira. Nadie es perfecto en este juego de la salud. Y es que no hay que ser perfecto.

La divulgación peca mucho de dar recomendaciones óptimas, pero poco prácticas en el contexto individual, en el campo de batalla.

La primera pregunta que tienes que hacerte es: ¿Qué factores de mi estilo de vida tienen un efecto negativo en mi salud? Para contestarla, no podemos irnos a un blog de flores de Bach o aceites esenciales, tenemos que analizar la evidencia científica acumulada durante las últimas décadas en torno a un tema concreto. Esto es duro. En internet hay divulgadores que lo hacen bien y otros que solo lían más el asunto.

Una vez identificados los factores negativos que están presentes en tu vida, pasamos a la segunda pregunta. Dadas mis condiciones actuales, ¿qué estoy dispuesto a cambiar hoy para modificar alguno de estos factores que restan salud? ¿Puedo dejar de fumar, o fumar la mitad? ¿Puedo apuntarme a yoga o a taichí, o quizá meditar cinco minutos al levantarme? ¿Puedo tratar de mejorar mi relación comunicándome más y mejor con mi pareja? ¿Puedo empezar a hacer un circuito de entrenamiento funcional de quince minutos los lunes, miércoles y viernes, antes de ir al trabajo?

Siempre se puede hacer algo en beneficio de la salud. El principal obstáculo es que dichas acciones suelen costar ingentes cantidades de energía porque contradicen hábitos muy asentados a lo largo de años.

- La copita de vino del almuerzo y la cena, sin la cual «la comida no sabe igual».
- El llegar de trabajar cansado y tumbarte en el sofá porque te lo mereces y porque «ya está bien de sufrir por hoy».
- El pedir comida rápida tres veces por semana porque no tienes tiempo ni ganas de cocinar.
- Las dos horitas de cervezas con los colegas los viernes al salir del trabajo en pro de la «vida social».
- El cigarro cuando estás nervioso por la economía familiar.

El objetivo de este libro no es decirte que te conviene hacer ejercicio, no fumar, no beber y comer mejor. Eso ya lo sabes. El objetivo es que reflexiones y empatices contigo mismo. Recuerda: un catalizador de la acción positiva.

En resumen, siempre se puede avanzar en la dirección correcta, y ese camino tiene sentido por sí mismo, sea cual sea el resultado conseguido. El resultado puede ser la salud o puede ser la enfermedad. Nadie está exento de enfermar. Debemos vivir con esa incertidumbre y, aun así, esforzarnos de manera proactiva por mejorar nuestra salud. Si la enfermedad da con nosotros, que nos encuentre luchando y haciendo lo correcto. Aunque solo sea por aquellos que no tuvieron la oportunidad, aquellos que se fueron antes de tiempo y querían quedarse un rato más.

Nunca bajes los brazos. Ni siquiera cuando ya hayas perdido.

4

Rodéate de los que ya llegaron

Todas las enfermedades relacionadas con nuestros hábitos son, en cierta medida, enfermedades contagiosas. Los hábitos se transfieren, se enseñan, se transmiten. Al igual que puedes pasarle el color de tu pelo u ojos a tu descendencia, les pasarás tus costumbres. El padre que todas las noches después de cenar se come una bolsa de patatas fritas viendo la TV está enseñando una conducta a su hijo de tres años, aunque este parezca impasible mientras ve los dibujitos animados en la tableta hasta que llega la hora de dormirse. Cuando ese mismo padre contesta o trata mal a su madre, su hijo aprende. Cuando esa madre critica a las amigas a sus espaldas y en presencia del niño, su hijo aprende.

Como seres sociales, tendemos a reproducir acciones y conductas que vemos en nuestro entorno. Quizá sea un vestigio evolutivo que maximizaba nuestras posibilidades de supervivencia, o quizá sean las llamadas «neuronas espejo» en acción, pero el caso es que hacemos lo que vemos. Y lo hacemos con frecuencia, incluso cuando creemos que somos independientes y poco influenciables.

De hecho, en el ámbito de la salud pública, tenemos evidencia bastante esclarecedora sobre este hecho. David Shoham realizó un estudio[1] en el que participaron unos mil ochocientos adolescentes de Chicago. Los resultados fueron sorprendentes y corroboraron que existe una «agrupación de individuos según su IMC (índice de masa corporal)». O, dicho de otra forma, los alumnos delgados tenían más amigos delgados y aquellos con IMC más elevado tendían a tener amigos con IMC similares. Pero más sorprendente aún fue lo siguiente: si un estudiante con un IMC dentro de la categoría de sobrepeso tenía amigos delgados, contaba con más probabilidades de reducir su IMC en el futuro que de incrementarlo. Por supuesto, lo contrario también ocurría.

Llamamos homofilia al «gusto por lo similar» y, en cierta medida, todos somos homófilos. Las redes sociales no han hecho sino acrecentar enormemente esta tendencia natural de cada uno de nosotros. De hecho, han forzado una homofilia casi patológica, donde nos exponemos de manera continua a los mismos gustos políticos y las mismas preferencias nutricionales, haciéndonos pensar que estamos en lo cierto y que «el otro se equivoca». El resultado es un estrechamiento de nuestra capacidad crítica y una sociedad cada vez más polarizada, intolerante, irritada e insatisfecha.

En todo caso, esto tiene una cara B algo más optimista: podemos utilizar esta «contagiosidad» para modificar nuestra conducta. He visto a muchos compañeros cambiar su estilo de vida en cuestión de meses, no por comenzar a hacer ejercicio por su cuenta y riesgo, sino por empezar a relacionarse con un grupo de personas que tienen el hábito de entrenar, en vez del hábito de salir a beber cerveza por la tarde. A quien buen árbol se arrima, buena sombra le cobija.

Por muy individualista que creas ser, hay en ti una tendencia natural a hacer lo que hace el grupo. Estar cerca de perso-

nas que ya tienen bien asentados los hábitos que tu necesitas
asentar es una de las formas más directas de mejorar tu conducta. ¿El problema? Es incomodísimo. Las personas con
obesidad son renuentes con frecuencia a entrenar en espacios
abiertos por mera vergüenza de su cuerpo. He tenido pacientes que venían a la consulta en sudadera en pleno agosto, por
vergüenza a ponerse una camiseta de manga corta. Muchos
de los que leéis esto habéis sentido esa vergüenza. El estigma
sobre los cuerpos grandes o alejados de la «belleza estereotí-
pica» sigue tan en pie como siempre, algo que movimientos
como el *body positivity* está trabajando con acierto (aunque el
mensaje se esté desvirtuando con ímpetu, lo que añade otros
riesgos).

No podemos obviar las consecuencias negativas, objetivas,
científicas y medibles de mantener durante años hábitos de
vida que matan. Si para cambiar de rumbo tenemos que cambiar de amistades, que así sea. Es tu vida lo que está en juego.
Y, con frecuencia, cambiar de vida pasa por cambiar de
ambiente. Acércate a aquellos que ya han llegado. Ellos lo
agradecerán, pues a todo el mundo le agrada ayudar y servir
de inspiración. Tú lo agradecerás más tarde, cuando te des
cuenta de que es mucho más fácil hacer lo difícil cuando los
que te rodean ya lo hacen.

Recuerda que gran parte de las resistencias internas que
tienes están en tu cabeza. A poca gente le importa que estés
pasado de peso, que fumes o que tengas ginecomastia. Sí, la
crueldad existe y no debemos tolerarla, pero al menos en un
entorno adulto, a la gente le importan esas cosas menos de lo
que piensas. Déjate ayudar. Déjate aconsejar. No te cierres
al mundo. Ahí fuera somos muchos los profesionales y no profesionales que queremos ayudarte a que endereces tu camino.

Ya no estamos en el colegio ni en el instituto, y es hora de dejar atrás esas heridas emocionales que a todos nos han causado la inconsciencia y la crueldad humana en algún momento. Y que nosotros hemos causado a otros.

Si eres un adulto funcional, tienes que realizar acciones que así lo reflejen, y a veces eso requiere cambiar drásticamente tu entorno social y, en los casos más extremos, el familiar. No hay nada que influya más en tu salud que el ambiente. Gran parte de este libro está destinado a hacerte verlo. Cambiando tu ambiente te estás cambiando a ti. En cierta forma, no somos solo aquello que nuestra piel recubre. Somos también el ambiente en el que nos desenvolvemos.

5

Cambiar es urgente

Si consigues añadir un sentido de urgencia a tu vida, el cambio estará prácticamente garantizado. Cuando necesites cambiar con la misma urgencia que necesitas respirar, el cambio será irremediable. El problema radica en que la urgencia no se suele fabricar: ocurre.

¿Por qué no cambiamos? Muchos son los motivos, pero algunos de los más potentes están aquí ejemplificados:

- «Sé que la amenorrea [no tener la regla] con veinte años me puede causar osteoporosis [baja densidad mineral en el hueso] dentro de un par de décadas, pero quién sabe qué será de mí para entonces». (Obvio el problema).
- «Sí, fumar puede ser malo, pero el padre de Paco fumó hasta los noventa y cinco años y no le pasó nada». (Saco el mechero).
- «¿Obesidad? Si me quitan el único placer que tengo, que es la comida, ¿qué me queda?». (Saco la lasaña precocinada del horno).
- «Puede que cuatro copas de vino diarias sean muchas, pero he oído a un cardiólogo famoso decir que el vino tinto es bueno». (Procedo a terminar la botella).

En todos los ejemplos anteriores hay un componente de arrogancia inconsciente (a mí no me va a pasar), y otro de expectativa infantil poco realista (ojalá que no me pase).

Como te habrás dado cuenta, es el *modus operandi* de muchísima gente. Diría que todos hemos pasado por aquí en algún momento, por supuesto, incluyéndome a mí.

¿Por qué ocurre esta dinámica tan cotidiana?

Porque aquí entra en juego lo que podría llamarse MJ o «máquina justificadora»: un sistema mental que todos tenemos activo. Dicha maquinaria perversa trata continuamente de defender lo que estamos a punto de hacer, a veces con justificaciones muy ingeniosas que no atienden a tus metas ni a tu bienestar. Solo atienden a crear una capa de comodidad mental pasajera para que puedas hacer lo que quieres hacer.

Acercarte al placer o huir del dolor.

Pero un día, te levantas, y la urgencia ha aparecido en tu vida. A veces de forma muy insidiosa, sin apenas darte cuenta. Y otras, llega como una tormenta de verano. De forma imprevista, inesperada y con gran fuerza.

Recuerda esto: la urgencia es cruel, no tiene ninguna piedad contigo. No te pedirá permiso ni perdón. Arrasará con tu mundo y te inundará de miedo, angustia e incertidumbre. Se reirá de tu sufrimiento y no te facilitará ningún consuelo. Todos la sufrimos en algún momento, de alguna forma.

- No puedes atarte los zapatos antes de ir al trabajo. Un adulto aparentemente funcional, con cincuenta años y un puesto de responsabilidad, tiene que pedir ayuda para un autocuidado básico.
- Pierdes el autobús porque no puedes correr cien metros. Llegas tarde al trabajo.Otra vez. Esta es la definitiva.

- Sin querer, quemas con un cigarrillo a tu hijo de dos años mientras lo sostienes. Te hace plantearte qué demonios te hace seguir fumando y los efectos perjudiciales del tabaquismo pasivo en un ser humano al que se supone que adoras y que no tiene elección.
- Te pierdes la boda de tu mejor amigo por culpa de un trabajo que ni siquiera te gusta.
- Un diagnóstico de cáncer en quien más quieres. Justo antes de vuestras esperadas vacaciones. O de vuestro esperado matrimonio.
- O en ti mismo, paralizando tu vida profesional y personal. Derrumbando tus estructuras mentales de la noche a la mañana.

Y en ese punto es cuando mucha gente hace CLIC.

Dicen: «Yo no quiero esto para mí». Es un momento de comprensión total que no viene de la mente. Los momentos de comprensión profunda, de claridad cristalina, rara vez vienen de la mente. Vienen de otro sitio. En el zen se denominan *satori*.

Por ello, toda tragedia humana tiene la semilla de algo bueno. Un cambio personal necesario o una transformación espiritual. A veces es la propia vida la que te conduce por el camino correcto, no sin antes hacértelo pasar mal.

Otras personas, sin embargo, tienen una asombrosa capacidad de caminar por el barro sin llegar a ese punto de hastío final y continúan arrastrando la mochila de oxígeno con el cigarro en la mano. O salen de la consulta del cardiólogo y montan en cólera en el parking porque alguien ha aparcado en doble fila y no les deja salir. O siguen pidiendo comida rápida por Just Eat tres veces por semana pese a inyectarse el

Saxenda, que después les produce efectos secundarios por haberse excedido en la ingesta. El objetivo y la misión de este libro es que el clic ocurra ANTES de que la urgencia venga a visitarte. Cambiar es urgente, sobre todo cuando aún no percibes dicha urgencia. Lee eso de nuevo. Es urgente fortalecer el músculo ahora para evitar la sarcopenia cuando tengas setenta años. Cuando los cumplas es fácil mirarte los cuádriceps, sentir pena de ti mismo y decir: «¡Vaya, qué piernas de pollo, más me vale empezar a hacer algo!». Empezar en ese instante es mejor que no empezar nunca, pero haber empezado a los cincuenta, cuarenta o treinta años te pagará sustanciosos dividendos en salud en tus últimas décadas.

Es urgente mejorar tu relación con la comida y tu cuerpo durante la infancia y adolescencia, ya que esos hábitos durarán toda la vida. Cuando se ha asentado un trastorno de la conducta alimentaria es evidente que hay una necesidad de cambio urgente, pero para entonces ya estás experimentando el sufrimiento de pasar por una situación así. Sufrimiento que no solo experimentas tú, sino todo tu entorno. Es urgente desarrollar el hábito de leer a diario y no claudicar ante las tentaciones de los dispositivos móviles más que en momentos muy seleccionados. Dijo con acierto Benjamin Franklin que «una inversión en conocimiento paga el mejor interés».

Es urgente realizar ahora las acciones incómodas y poco atractivas que te parecen diferibles.

Porque en realidad no lo son.

6

Aplica el interés compuesto a la salud

El interés compuesto, un término originalmente empleado en el mundo de la economía y finanzas personales, también se aplica a tu salud. ¿Qué es el interés compuesto? Vamos a entenderlo con un ejemplo.

Tenemos un capital inicial y este genera unos intereses todos los años. Pongamos 100 euros como capital inicial, con un interés del 10 por ciento anual (números redondos para mayor facilidad de cálculo).

El primer año dicho capital generará 110 euros (10 por ciento anual equivale a +10 euros de beneficios el primer año).

Sin embargo, el segundo año, ese 10 por ciento de interés no se aplicará a los 100 euros iniciales (capital inicial), sino a los 110 euros actuales (capital acumulado). Eso significa que en el segundo año sumaremos, no 10, sino 11 euros más (10 por ciento de 110). Tenemos 121 euros en nuestra hucha virtual (110+11). En el tercer año, ese 10 por ciento supone +12,1 euros, que nos dará un total de 133,1 euros. Es posible que pienses: Borja, la cosa crece muy despacio, ¿no?

No, tú eres muy impaciente.

Al cabo de diez años, esos 100 euros se habrán convertido en 259, dando por hecho que el interés anual sea fijo (no suele serlo). Han multiplicado su valor por 2,6 veces. Si en vez de aportar 100 euros una vez aportas 100 euros todos los meses, el resultado es muchísimo mejor.

¿Y qué ocurre con mis 100 euros al cabo de veinte años? Son 672 euros. ¿Y si esperamos con paciencia durante treinta años sin mover un dedo? 1.744 euros. ¿Y si somos capaces de ahorrarlos y no tocarlos hasta los sesenta años? 4.525 euros.

¿Has visto? La recompensa del interés compuesto solo llega al que sabe esperar. Los primeros años la cosa no es muy atractiva, sin embargo, si damos tiempo a que el interés compuesto haga su magia, se puede multiplicar el valor del capital inicial por más de 45.

¿Pasa algo parecido con los hábitos?

En efecto, aunque no necesitas cuarenta años de espera para generar beneficios tangibles y duraderos. Piensa en esto. Cuando vas a entrenar durante una hora, ese acto por sí mismo trae beneficios cardiovasculares agudos, oxigena la musculatura y mejora el estado de ánimo.

Bien, eso es el capital inicial. Lo que nos llevamos a corto plazo por haber empleado una hora de nuestro día en entrenar. ¿Dónde está el interés de ese acto? Esa hora repercutirá de manera positiva e indirecta en otras áreas de la vida. Tendrás más energía a lo largo del día, que podrás utilizar para otras cosas. Es de suponer que estarás de mejor humor y serás menos reactivo a los comentarios socarrones de tus compañeros de trabajo. Puede que te concentres mejor y seas más productivo. Tendrás un autoconcepto de ti mismo más favorable pues has conquistado una acción difícil. Más confianza. Más autoestima. Más predisposición. Pequeños cambios invisibles, pero acumulables. Cambios que solo echarás en falta cuando no vayas a entrenar. Eso es el interés que la hora de entrenamiento ha generado. Y ese interés de hoy se suma al generado en el entrenamiento de mañana. Hay personas que caminan por la vida con una inercia imparable. Parece que todo les sale bien. Tienen una autoestima envidiable. Toman decisiones difíciles con facilidad. ¿Qué suelen tener en común? Buenos hábitos muy bien asentados. Hábitos que trabajan para ellos.

Cuando comes un salteado de verduras con pollo a la plancha en vez de unas chistorras con patatas fritas, el interés compuesto reside en tener una digestión más ligera en las siguientes horas, cuidar, en vez de empeorar, tu flora intestinal (con la repercusión posterior que esto tiene en todos tus órganos y sistemas), el beneficio psicológico de no haberte desviado de tus objetivos (siempre y cuando haya un objetivo) o incluso la satisfacción de dar ejemplo a tus hijos sobre qué supone una buena cena. Interés compuesto otra vez.

Si tienes el hábito de una buena higiene de sueño, te será más sencillo ir a entrenar descansado al día siguiente, estarás menos irascible, con el consiguiente beneficio social, y tomarás decisiones más acertadas. Serás percibido como una persona más amable y cultivarás buenas relaciones personales y laborales con más facilidad. Interés compuesto.

Detalles imperceptibles. Invisibles. Que muchos no ven, o no quieren ver. Pero eso no significa que no existan. Están ahí, actuando en tu favor o en tu contra. ¿La magia de todo esto?

El efecto bola de nieve: se hace más grande conforme más rueda. Cada hábito positivo genera un pequeño interés compuesto que se suma al anterior, beneficiando cada vez más rápido a tu salud y estilo de vida.

Los hábitos saludables tienden a agruparse, y cuántos más tienes, más fácil es desarrollar otros nuevos. Pasa algo parecido con el aprendizaje de idiomas. Cuando manejas con soltura cinco idiomas, aprender un sexto cuesta menos de lo que te costó aprender el segundo. Cuando tienes un gran conjunto de buenos hábitos trabajando para ti, eres como un transatlántico de doscientas mil toneladas de peso: muy difícil de parar.

Hay otro ángulo que es clave y puedes pasar por alto. Quienes tienen buenos hábitos no se esfuerzan demasiado por mantenerlos. Tener y mantener van de la mano. No les cuesta pedir agua en vez de cerveza, aunque a veces puedan disfrutar de una o dos cervezas. No les cuesta ir a entrenar, les cuesta quedarse en el sofá. No le cuesta preparar un bol de ensalada en vez de meter la pizza en el horno. Ese tipo de acciones no les generan fricción mental. Los hábitos cogen inercia y, antes de que te des cuenta, si eres paciente, habrán multiplicado sus efectos, al igual que esos cien euros se convirtieron en más de cuatro mil.

Serás imparable y la gente se preguntará con asombro cuál es tu receta secreta para tener esos buenos hábitos. «¿De dónde sacas el tiempo?», te preguntarán. Te clasificarán consciente o inconscientemente como «alguien muy saludable», o como «el típico que se cuida mucho». Darán por hecho que es algo innato en ti. De lo contrario, no encontrarían justificación para su inmovilismo y apatía.

Aunque estos comentarios nazcan de su propia frustración al no haber todavía conseguido escapar a sus malos hábitos, te están haciendo un favor enorme, puesto que dichas etiquetas contribuirán aún más a tu nueva identidad saludable.

Como veremos más adelante, para cambiar tus hábitos a largo plazo tienes que cambiar tu identidad, y a esto contribuirán tanto tu ambiente como tú mismo.

Esta inercia positiva tiene un último efecto beneficioso adicional: cuando en algún momento de tu vida te desvíes puntualmente (todos lo hacemos y hay que normalizarlo), el efecto negativo sobre tu salud será mínimo e imperceptible, lo cual añade el beneficio psicológico de la flexibilidad. Descansar del entrenamiento una semana cada trimestre no supondrá un cambio en tu masa muscular ni rendimiento. Tomarte una cerveza con los amigos el viernes no marcará la diferencia en tu salud. Disfrutar de una noche de «peli y pizza» con tus hijos no incrementará tu porcentaje de grasa corporal. Aplica el interés compuesto a tus hábitos. Y ándate con ojo, ocurre lo mismo con los hábitos perjudiciales.

7

La incomodidad voluntaria: una píldora necesaria y amarga

La incomodidad voluntaria es necesaria para optimizar tu salud y prevenir la enfermedad. Fíjate que aquí la clave es el adjetivo «voluntaria», puesto que la vida está absolutamente plagada de incomodidades involuntarias. Todos nos exponemos a situaciones incómodas y que generan sufrimiento. La vida es sufrimiento. A veces, sufrimiento intenso. Y no podemos evitarlo. Tampoco podemos predecirlo. Podemos minimizarlo, pero no eliminarlo por completo. Ante este panorama desalentador, muchos viven su camino agarrándose a cualquier elemento de placer que tengan a mano. Total, ya que lo malo llegará en cualquier momento, disfrutemos mientras podamos. Efectuar compras innecesarias y compulsivas aunque tus deudas crezcan día a día. Hipotecarte otra vez más para comprarte el cochazo que viste en esa revista de motor, aunque a tus hijos la mochila del cole les quede pequeña. Lo importante es que «vean que tienes pasta». Salir a comer dos y, si es posible, tres veces por semana. Pero no a cualquier sitio. Hacer fotos a todo lo que comes. También al vino. Que te vean. El Instagram siempre a mano. Si no lo compartes, no ha existido. Porno y redes sociales a diario siempre que haya que relajarse.

Copitas los viernes y sábados, que para eso curro mucho y aguanto al jefe.

«En busca del hedonismo desenfrenado», podría titularse la película vital de un gran porcentaje de la población. ¿Es esto un error? No sé si es un error, porque cada uno es libre de vivir su vida como quiera. Solo sé que, a la larga, esta actitud genera más sufrimiento.

Es como si, escapando de la incomodidad involuntaria, lleváramos a cabo acciones que con el paso del tiempo generan todavía más incomodidad involuntaria. Más ansiedad. Más angustia existencial. Más pérdida de control. Más vacío. Picos de intenso placer sucedidos por valles de tremenda angustia. Es el plan de vida de muchos, del que no pueden escapar.

La incomodidad voluntaria parece en nuestros días casi un oxímoron: dos palabras que no tiene mucho sentido juntar por tener significados opuestos. ¿Quién en su sano juicio quiere pasarlo mal voluntariamente? ¿Acaso esto no va contra natura? ¿Se trata de un desequilibrio mental? ¿Acaso el ser humano no está diseñado para buscar el placer y huir del dolor?

Sí, eso último es cierto, pero exponerte a situaciones incómodas porque lo has decidido, te cambia por completo y, en muchos sentidos, te facilita la vida. Más aún en un ecosistema en el que pocos lo harán, convirtiéndose de forma automática en un elemento diferenciador. Te pone al comienzo de la cola. Te da una ventaja enorme.

Pero, en última instancia y al final de los finales, el beneficio de la incomodidad voluntaria reside en que, cuando llegue la involuntaria, estarás mucho más preparado. Serás más resiliente y estarás entrenado para afrontar golpes. Lo llevas haciendo durante años por tu cuenta y riesgo.

Como quiso decir Rocky, no avanza más en la vida quien más fuerte pega, sino quien más fuerte resiste los golpes sin dejar de avanzar. Bien, pues para resistir grandes golpes duros e inesperados, viene muy bien entrenarte con pequeños golpecitos controlados pero incómodos. Es más, paradójicamente, es posible que la incomodidad voluntaria te acabe pareciendo placentera a largo plazo, pues te aporta mucho más de lo que te resta.

La corteza prefrontal es el lugar del cerebro encargado de, entre otras cosas, tomar decisiones conscientes. Entrenar tu corteza prefrontal tomando decisiones difíciles a las que no quieres enfrentarte te hace tener más disciplina y gobernarte con más facilidad. Una de las consecuencias clínicas que estamos empezando a ver con el sobreconsumo de internet y páginas para adultos es la llamada «hipofrontalidad», o disminución de la activación de la corteza prefrontal. Esta situación nos lleva a ser más impulsivos, menos reflexivos y a estar a merced de nuestras pasiones. Dicho de forma simple: reduce muchísimo nuestra función ejecutiva. Y esto es un problema al que nos enfrentamos como sociedad.

Cuando salgo a pasear por la orilla del mar, a menudo veo nadadores a cien metros de la costa, sin neopreno. Imagínate el grado de incomodidad voluntaria que supone irse a nadar a las ocho de la mañana durante una o varias horas.

¿Por qué lo hacen?

Porque son alquimistas y han transformado esa incomodidad inicial en oro: el sentimiento de bienestar con el que permanecerán el resto del día, los beneficios de la exposición al frío sobre el estado de ánimo o la inflamación, los beneficios psicológicos de haber comenzado el día haciendo algo que muy pocos hacen.

Se quedan con esos elementos. Agradecen esos elementos. No se centran en el tener que levantarse a las seis y media de la mañana con las farolas aún encendidas, conducir hasta la playa y sumergirse en agua a quince grados para después afrontar una dura jornada laboral.

Esto no quiere decir que tengamos que vivir una vida ascética o no disfrutar de placeres cotidianos, materiales o no. No quiere decir que no puedas disfrutar de una barbacoa con la familia, o de tomarte una cerveza si te apetece hacerlo, del sexo o de una tarta de queso. Quiere decir que es bueno para ti el implementar en tu día a día pequeñas dosis de incomodidad de forma totalmente consciente y voluntaria:

- Dejar el móvil a la hora prevista, aunque te apetezca quedarte viendo TikTok treinta minutos más.
- Terminar las seis series de sentadillas pesadas aunque te quieras ir a tu casa. No ceder a tu MJ (máquina justificadora), que te dirá que con cinco es más que suficiente, que mañana vas a tener agujetas y que esto o lo otro.
- Evitar esa tentación continua de mirar el móvil aun cuando no tienes nada importante que mirar. Fíjate en lo incómodo que puede llegar a ser resistirte a ello.
- Decir abiertamente lo que te parece injusto aunque sea un mal trago.
- Una ducha fría en marzo.
- Correr un kilómetro más de lo programado para hoy.
- Hacer treinta flexiones en tus descansos en vez de ir a por la horchata.
- Estudiar el examen con mucha antelación, cuando todavía quedan más de tres meses para la fecha, cuando no hay presión de ningún tipo.

Esos son los esfuerzos poco perceptibles que, tras acumularse, te separan del resto. Y esto también es salud, al menos en nuestro ambiente de hedonismo extremo actual y aversión total a la frustración, incomodidad y dolor.

¿Por qué? A la vista está que el exceso de comodidad nos está matando. No es necesario inundar estas páginas con literatura científica que encontrarás a tres clics. Nuestros excesos nos están matando. La comida hipercalórica e hiperpalatable nos está matando. El sedentarismo nos está matando. La tecnología nos está volviendo adictos y la adicción nos acabará matando. Esto se debería enseñar en los colegios, pero principalmente en los hogares.

Una sociedad que no tolera la incomodidad, la incertidumbre y el dolor, es una sociedad condenada al fracaso. Porque la vida es, en buena medida, incomodidad, incertidumbre, y dolor. La comodidad total y definitiva solo llega con la muerte o la iluminación.

Así que prepárate para la vida antes de que esta te obligue a hacerlo. Como efecto secundario, serás más fuerte y estarás más sano.

8

La medicina te necesita

Seas o no sanitario, la medicina te necesita. El concepto es muy sencillo: cuanto más eficiente seas en tus autocuidados, y menos atención y recursos médicos precises, más beneficias a la medicina y a tus iguales. Ser fuerte y saludable es un regalo diario que haces a la sociedad.

Es un regalo para la mujer diagnosticada de leucemia. Ella no tiene elección y necesita pasar todas las semanas por el hospital de día para recibir la Fludarabina. Valores sociales como la solidaridad, que permiten un sistema de salud universal y accesible, hacen que no tenga que arruinarse para pagar su tratamiento, como sí ocurre en otros países menos afortunados.

Es un regalo para Marcos, de tres años y medio, que necesita que lo operen de una malformación cardiaca si quiere tener posibilidades de ir al parque de atracciones de Mario Bros en Osaka con su familia el próximo verano.

Es un regalo para los profesionales, quemados hasta la médula por un sistema cuya sostenibilidad va en caída libre por el abuso y mal uso de la medicina.

Si te cuidas y te mantienes en forma, estás disminuyendo la posibilidad de errores en la consulta médica, condicionados a menudo por la surrealista presión asistencial de muchos hospitales y centros de salud. También minimizas errores en el quirófano, que suelen tener consecuencias más graves. Y todo eso lo haces tú con tus decisiones, con tus actos cotidianos. Aquellos que parecen no importarle a nadie. Pero que sí importan.

Es paradójico que cierto sector de la sociedad aún considere a la persona que invierte mucho esfuerzo en cuidarse, entrenar y mantenerse en plena forma como una persona egoísta y narcisista que solo piensa en sí misma. Solemos ver con recelo al que «se cuida demasiado». Recelo que nace, en la mayoría de los casos, de la incomodidad que las personas disciplinadas generan en nuestro interior. Su mera presencia nos recuerda que «podemos hacerlo mejor».

También tiene que ver con cierta idea enquistada en el inconsciente colectivo de muchas generaciones que antepone el cuidado de los demás al de uno mismo. Pero la persona más importante a la que debes cuidar es a ti mismo. Solo así podrás cuidar de los demás: ya sea un hijo enfermo, tus pacientes o tu mascota. Ignorar tus cuidados para cuidar a los demás es un acto de bondad con fecha de caducidad.

Tal y como están las cosas, no hay mayor acto de generosidad que cuidarse. Fíjate en una cosa: incluso si tu motivación es narcisista, sin darte cuenta, estás ayudando a la sociedad. Y eso es lo que al final importa. Si en la búsqueda de tus abdominales desarrollas el hábito de comer bien y entrenar con regularidad, bendita sea tu musculatura abdominal, ya que con probabilidad harás menor uso del sistema de salud a lo largo de tu vida.

La medicina necesita emplear sus recursos en quienes no tienen elección. Porque la enfermedad, la enfermedad real, no te da elección. No avisa. No concede más tiempo. No se puede negociar con ella. Es implacable, cruel y puede quitarte lo que más quieres en un parpadeo.

Con muchísima diferencia, el mayor gasto sanitario actual corre a cuenta de las llamadas «enfermedades crónicas no transmisibles» o ECNT. Estas son la enfermedad cardiovascular, las enfermedades metabólicas como la obesidad o la diabetes tipo 2, enfermedades respiratorias y muchas otras. No somos conscientes de que la enfermedad crónica está acabando con nuestro sistema de salud. O quizá sí, pero, como la rana en el agua hirviendo, necesitamos cambios menos graduales para darnos cuenta de que esto se acaba.

Lo paradójico e irónico es que la gran mayoría de estas enfermedades se pueden prevenir. Son las llamadas «enfermedades de la civilización», porque están estrechamente ligadas a un contexto social y cultural, y no tanto a problemas biológicos irresolubles. Son enfermedades originadas en el ambiente.

Cuando miramos lo que ocurre en poblaciones cazadoras-recolectoras modernas, nos asombramos ante la práctica inexistencia de estas ECNT entre sus miembros. ¿Cómo puede ser que entre la población mayor de sesenta años no exista diabetes ni enfermedad cardiovascular y el cáncer sea mucho menos frecuente? ¿Acaso no tienen nuestro mismo genoma? ¿No son *Homo sapiens* como nosotros? La respuesta está en su ambiente y en el nuestro.

Un mundo sin ECNT significaría un excedente de recursos inimaginable para destinar a aquellos que no tienen elección, que no han podido hacer nada. Porque desgraciadamente existen y seguirán existiendo. La enfermedad, te recuerdo, forma parte de la naturaleza humana. Un mundo sin ECNT significaría estar mucho más cerca de la cura del cáncer. Mayor número de cabezas trabajando en avanzar nuestra especie y no en sobrevivir hasta la próxima visita al médico. Significaría dar mejores oportunidades a la madre que siempre quiso viajar con su familia y ver mundo, pero cuando pudo hacerlo se le diagnosticó una leucemia mieloide aguda. A la niña de tres años con neuroblastoma. A problemas congénitos, enfermedades raras e ignoradas, accidentes o infecciones graves. Piensa en ellos, no seas egoísta. Tus hábitos diarios pueden ser un regalo o un castigo.

Si cambias a tiempo, podrás evitarte pasar treinta años de tu vida tomando tres antidiabéticos, una dosis de insulina todas las mañanas y trazodona por la noche para poder dormir. Esquivarás largas horas sentado en una sala de espera todos los meses. El dinero público ahorrado, que no será poco, ayudará a aquellos que no pueden elegir.

Porque tú sí puedes, aunque no lo creas.

9

Un discurso integrado

La salud, que como ya has visto es muy difícil de definir, es un epifenómeno que surge de la interacción de un sinnúmero de componentes aislados, es decir, es algo que emerge de relaciones, no de absolutos. Integrar los diferentes condicionantes de salud y enfermedad en un único sistema de cuidados es una tarea complejísima pero necesaria.

A pesar de ello, la tendencia actual en salud es a la compartimentalización, segmentación y desintegración. Podemos prestar mucha atención a cada elemento dentro de un sistema de salud, pero si no conseguimos integrarlos todos, el sistema no funcionará.

La fascinación por los médicos superespecialistas nos hace olvidarnos de la columna vertebral de un sistema de salud: especialidades más transversales como la medicina de familia o la medicina interna, que además de un papel asistencial clave tienen un papel coordinador e integrador de la asistencia.

En el ámbito académico estudiamos hasta la náusea los diferentes órganos y sistemas por separado: sistema digestivo, sistema nervioso, aparato cardiovascular, sistema endocrino, etc., pero rara vez nos paramos a estudiar la interrelación entre sistemas. Sin embargo, en nuestra fisiología no hay nada que funcione de forma desintegrada y aislada. La salud hepática o renal no puede separarse de la salud hormonal o metabólica. El bienestar de tu sistema nervioso depende directamente de tu salud cardiovascular. Tu músculo influye en tu tejido adiposo, y tus huesos influyen en tus músculos.

Estas interrelaciones pueden ser abrumadoras e intimidantes, porque nos han enseñado a pensar de forma lineal y mecanicista: primero ocurre esto, después esto y, al final, esto otro. Primero estudias el hígado, después estudias los riñones y después haces el examen. Pero la naturaleza no funciona así.

Tenemos que asumir nuestras limitaciones, y una de ellas es nuestra incapacidad para entender que la biología no es una sucesión de causas y efectos trazable y delimitable. Aceptemos que los diagnósticos son meras etiquetas que utilizamos para tener una sensación de control y poder trabajar. Que nuestro entendimiento médico y fisiológico es todavía muy limitado, y que solemos avanzar a base de equivocarnos y corregir, o gracias a brillantes hallazgos fortuitos (véase la penicilina).

La medicina ultracompartimentalizada no atiende a las causas de la enfermedad, con honrosas excepciones. Es una medicina experta en cronificar problemas de salud, pero no en solucionarlos.

Cómo podría ser de otra forma si las causas de la mayoría de las enfermedades crónicas no transmisibles están fuera de los hospitales y los centros de salud. Son causas ambientales, sociales, políticas, económicas y, me atrevería a decir, existenciales. Por lo tanto, el problema es meramente estructural.

Esperamos de una entidad (medicina) que solucione problemas de salud originados en nuestro ambiente, pero la medicina no puede cambiar tu ambiente, solo tú puedes hacerlo. Y la mayoría de las veces es dificilísimo.

La medicina es, con frecuencia, endogámica, y parece repeler la influencia de muchas otras disciplinas que, sin duda, tienen mucho que aportar: nutrición y dietética, ciencias del ejercicio físico, fisioterapia o psicología clínica, entre otras. Es muy difícil ver en congresos médicos profesionales de otros ámbitos de la salud. Se nos llena la boca con la multidisciplinariedad, pero solemos circunscribirla a la propia medicina. Y la salud va mucho más allá de la medicina. Mucho más allá de la relación entre radiólogos, ginecólogos, cirujanos y endocrinos. A la salud no se llega solo con medicina. Salud y medicina no son sinónimos, ni mucho menos, pero nos hemos creído que sí.

Hasta que la medicina no baje de su pedestal y permita la relación sana, bidireccional y horizontal con otras áreas del conocimiento, poco podremos hacer. Para que tal cambio ocurra, necesitamos una mentalidad diferente dentro del sector médico. Si la medicina quiere avanzar, necesita tener la humildad suficiente para asumir sus limitaciones, y la inteligencia necesaria para pedir ayuda. Porque en su delirio de «poder con todo» se está deshinchando y deteriorando poco a poco, a la par que la salud de la población que cree defender.

Estudiar durante más años o tener una formación más dura no nos hace mejores si ignoramos por completo aquellos determinantes de la salud más importantes, y no somos capaces de trabajar con ellos. Muchas veces los médicos actuamos en consulta como si los condicionantes psicológicos, sociales, ambientales, políticos o económicos no existieran, ciñéndonos a nuestra área de influencia. «Tómate esta medicación antes de desayunar, sin olvidos. Haremos una analítica en dos meses para monitorizar la dosis».

¿Por qué lo hacemos? Como forma de defensa: no prestamos atención a aquello que no podemos cambiar. También por inercia, porque nos han enseñado a «ser médicos» y preocuparnos estrictamente por lo que compete a nuestro ámbito: fisiopatología, analíticas, medicación, cirugía, efectos secundarios. Por añadidura, un sistema hipercompartimentalizado facilita y busca que esto sea así.

No estoy diciendo que el médico tenga que hacer de psicólogo, de nutricionista, de entrenador o de los tres a la vez. Eso es caótico, poco práctico y extenuante, e irrespetuoso para esos otros profesionales. Estoy defendiendo la necesidad de una integración entre elementos generadores de salud dentro del ámbito poblacional.

El médico no debe ser un hombre orquesta, pero en personas con patologías debe coordinar la orquesta. Nuestro sistema de salud no puede ser una orquesta en la que cada instrumento vaya por su lado, insensible a las indicaciones del director. Si el ejercicio físico es medicina, y así se ha demostrado con evidencia científica de buena calidad, los profesionales prescriptores de dicha medicina no pueden quedar fuera del juego y estar condenados a buscarse las habichuelas en el sector privado. El hecho de que no haya un gimnasio en cada centro de salud con profesionales del sector impartiendo una hora de ejercicio físico a personas que lo soliciten, bajo prescripción médica, es un signo de que tal integración no existe. Que los pacientes tengan que pagarse un gimnasio todos los meses, pero se les financien fármacos que pueden hacer muchísimo menos por su salud, es un dato que debería llevarnos a reflexionar.

Si la obesidad infantil sigue creciendo a pasos agigantados, no podemos obviar que no exista una asignatura de hábitos de vida en las escuelas e institutos, o que la educación física continúe siendo una asignatura de segunda. Tampoco podemos obviar la falta de dietistas nutricionistas en las instituciones públicas, algo que muy lentamente comienza a subsanarse. No podemos seguir siendo permisivos con problemas que nos están matando, directamente por su influencia en nuestra salud, e indirectamente por los inasumibles y compartidos costes económicos presentes y futuros.

No podemos subvencionar intervenciones de dudosa validez científica antes que otras que ayuden a la población a comer mejor o a moverse más.

Y, sobre todo, no podemos seguir creando individuos frágiles en términos de salud para que depositen su esperanza en que el doctor o la doctora solucione los problemas que les ha generado un estilo de vida antinatural.

Empoderar en salud es, en parte, responsabilizar al individuo de su propia salud. Darle las herramientas necesarias para protegerla y animarle a usarlas. Proteger tu salud no es fácil. Hay que tener mucho valor para hacerlo. Hay que ensuciarse. Es incómodo. A veces, doloroso. Pero, llegados a este punto, tampoco tenemos otra alternativa.

¿Cada cual puede hacer lo que quiera con su cuerpo y vida?

Bueno, siempre en la medida en que dichas decisiones no afecten negativamente al resto de la población. Y están afectándonos muy negativamente. La laxitud moral, disfrazada de libertad pero llena de irresponsabilidad, está empobreciendo poco a poco nuestra salud. En un momento de la historia de la humanidad en el que deberíamos tener la mejor salud nunca vista, resulta que hay países donde las generaciones actuales viven menos que las de sus padres y abuelos.

Si queremos cambiar el paradigma de la salud, necesitamos ahora más que nunca esa chispa renacentista capaz de integrar diferentes disciplinas y hacer emerger de esa unión algo antes inexistente. Como sociedad, necesitamos integrar el discurso en salud, y, como individuos, necesitamos tomar acción de inmediato, sin esperar a que llegue la urgencia de tomarla.

Recuerda: tu principal proveedor de salud eres tú mismo.

10

Los beneficios de ser fuerte
(y los peligros de la debilidad)

En un mundo tecnológico donde podemos conseguir todo lo que necesitamos pulsando un botón, corremos el riesgo de relegar las cualidades físicas básicas a un segundo plano. Las mismas cualidades que, al servicio de nuestra gran inteligencia, nos han traído hasta aquí. De todas ellas, una destaca sobre las demás por su relevancia en el plano de la salud: la fuerza muscular.

Tu cuerpo, tus células y tus genes esperan que desarrolles la fuerza muscular. Hasta hace poco tiempo, evolutivamente hablando, ser fuerte era la única forma de sobrevivir para la inmensa mayoría de los seres humanos. Ahora ya no lo es, pero nuestro cuerpo y nuestros genes han cambiado poco. El *Homo sapiens* moderno debe entonces desarrollar estrategias para, artificialmente, alcanzar unos niveles de fuerza compatibles con la salud.

Por suerte, tenemos formas efectivas (aunque incómodas) de desarrollar la fuerza, siendo la principal el entrenamiento específico de esta, una modalidad que implica la contracción muscular resistida. Es decir, consiste en el uso inteligente de resistencias para dificultar la contracción de los músculos y así fortalecerlos, aumentando la fuerza, hipertrofia, potencia y resistencia muscular. Dicha contracción muscular resistida, por la naturaleza e intensidad del ejercicio, solo puede mantenerse durante unos segundos o pocos minutos antes de descansar. Y, en cuanto a las resistencias utilizadas, puede tratarse de tu propio peso corporal, bandas elásticas, los pesos de una máquina de gimnasio, un balón medicinal, un par de mancuernas, dos botellas de agua, un ladrillo, un saco, una barra o prácticamente cualquier cosa que pese.

La fuerza es la cualidad física básica, y está presente en cada movimiento que haces. Hipócrates, Galeno y los estoicos ya nos advertían de ello, e implementaban en su día a día algún tipo de ejercicio para desarrollar la fuerza, el cuerpo y la mente. Científicos más contemporáneos como Ramón y Cajal ya dejaban ver la importancia del fortalecimiento del cuerpo y su efecto positivo en el intelecto. El premio Nobel español era un gran admirador de los atletas griegos y, además de levantar pesas con regularidad, se sentía muy atraído por el boxeo y la natación.

Todos ellos llegaron a conocer los beneficios del entrenamiento de fuerza empíricamente, pero cada vez tenemos más evidencia científica sobre lo imprescindible que se vuelve este tipo de entrenamiento en nuestros tiempos.

Para levantarte de la silla, necesitas fuerza. Para abrir una botella de agua, necesitas fuerza. Para respirar, necesitas la fuerza de tus músculos inspiratorios. Para correr también necesitas ejercer fuerza y mover tu peso corporal, pero solemos diferenciar el ejercicio de resistencia aeróbica o cardiovascular del ejercicio de fuerza porque la función del primero es mejorar tu capacidad cardiorrespiratoria (capacidad de llevar oxígeno desde la atmósfera hasta tus mitocondrias, y de utilizarlo para generar energía), mientras que el entrenamiento de fuerza se centra en mejorar la función muscular. Entrenar músculos versus entrenar pulmones y corazón (otro músculo). Sin embargo, esto son solo etiquetas y cualquier entrenamiento cardiovascular implica la fuerza, a la vez que cualquier entrenamiento de fuerza implica cierto trabajo cardiorrespiratorio (tus pulmones y tu corazón no se paran mientras levantas una mancuerna).

Tenemos tendencia a pensar que el entrenamiento de fuerza o hipertrofia muscular es algo consustancial a individuos jóvenes que quieren hacer crecer sus músculos en un vanidoso intento de mejorar su atractivo físico, o su virilidad en el caso del hombre. Hollywood y décadas de marketing en torno al «mundo del músculo» así nos lo han hecho creer. No obstante, el entrenamiento de fuerza no entiende de edad o sexo, y no debe aplicarse solo con fines deportivos o estéticos. De hecho, me atrevo a afirmar que es más importante entrenar la fuerza cuando pasamos el ecuador de la vida que en nuestras primeras décadas. O al menos el beneficio que puede conseguirse es mayor, dadas las características inherentes al declive funcional y fisiológico del ser humano y al potencial del ejercicio para revertir dicho declive.

Recuerda: nunca se es demasiado viejo para entrenar la fuerza.

¿POR QUÉ DEBERÍAS ENTRENAR LA FUERZA Y NO SOLO HACER CARDIO?

Cualquier modalidad de ejercicio es beneficiosa y preferible al sedentarismo, pero entrenar la fuerza, llegada una edad, será el tipo de ejercicio que más mejorará tu calidad de vida y que más aumentará la esperanza de vida libre de discapacidad.

Fíjate que no he escrito «esperanza de vida», sino «esperanza de vida libre de discapacidad». ¿Por qué? Porque no queremos vivir cien años si los últimos veinte dependemos completamente de terceras personas. Queremos vivir mucho siendo independientes. Y si hay que elegir entre una cosa y la otra: prefiero vivir siendo independiente, aunque no sea mucho.

Siendo este el motivo principal para entrenar la fuerza, hay otros:

- Ganar competiciones. Cualquier deportista profesional tiene que entrenar la fuerza, incluidos los atletas de resistencia. Por supuesto, también es clave en deportes de equipo como el fútbol o el baloncesto.
- Verte mejor. Tu cuerpo mejorará rápidamente en el apartado estético a las pocas semanas de entrenar la fuerza, mejorando tu postura y tus medidas.
- Disfrutar de tu fuerza muscular. No hay mejor sensación que ver que cada día eres un poco más fuerte. Es un área de mejora cuantificable, objetiva y medible. Es difícil saber si estás siendo más empático, pero muy fácil saber si eres más fuerte que hace dos semanas.
- Mejorar tu autoestima y autoeficacia. El ejercicio de fuerza ha salvado a muchos adolescentes que pasan por una mala racha o tienen problemas en casa o en el instituto. También es un pilar fundamental en el manejo multidisciplinar de pacientes con anorexia nerviosa y otros trastornos de la conducta alimentaria.
- Mejorar tu salud mental. El entrenamiento de la fuerza es un antidepresivo muy subestimado y así lo corrobo-

ran multitud de estudios clínicos. Es difícil no sentirte mejor después de haber entrenado.
• Fortalecer tus huesos. Cualquier persona con osteopenia u osteoporosis debería entrenar la fuerza muscular. Al igual que buscamos mejorar el músculo, debemos esforzarnos de forma activa por mejorar el hueso. Aunque no se vean ni se sientan, la salud de tus huesos es muy importante para tu salud general.
• Prevenir enfermedades metabólicas. La mejor forma de disminuir la resistencia a la insulina y prevenir la diabetes tipo 2 y diversas alteraciones metabólicas asociadas es entrenar la fuerza.

Y si tu única motivación es la de envejecer mejor, tenemos buenas noticias. La función muscular es el mejor biomarcador de envejecimiento. Si quieres conocer la edad biológica de una persona, lo primero que tienes que mirar no son las arrugas: es el músculo.

Esta función se puede medir de forma muy sencilla y sin necesidad de hacer analíticas o pruebas agresivas: midiendo la fuerza de prensión (fuerza de agarre) con un dinamómetro, o midiendo la velocidad de la marcha. Muchos de estos test se integran en pruebas validadas como la batería corta de rendimiento físico.

Te preguntarás de qué maneras puede hacerte envejecer mejor o disminuir tu edad biológica la contracción muscular voluntaria.

El músculo esquelético es capaz de modificar la inflamación crónica de bajo grado y modular el sistema inmunológico, afinando su funcionamiento. ¿Qué quiere decir esto? Pues que ejercitar la fuerza es antiinflamatorio a largo plazo y potencia la capacidad de tu sistema inmunológico para defenderte tanto de patógenos externos como de células que se vuelvan locas y empiecen a dividirse sin control (cáncer). En definitiva, entrenar la fuerza hace más capaces y saludables tus células inmunológicas.

Quizá la idea de poner a trabajar tus músculos no te convenza. En ese caso debe convencerte aún menos la consecuencia de no hacerlo. La pérdida de masa muscular y de fuerza se asocia a discapacidad, morbilidad (mayor riesgo de enfermedad), mortalidad (mayor riesgo de morir) y hospitalizaciones, que a su vez favorecen la pérdida de masa muscular. Tenemos muchísima evidencia de esto. Y nadie, absolutamente nadie, por muy |«buena genética» que tenga, se escapa de ese declive fisiológico muscular sin trabajar la fuerza muscular.

¿Por qué perdemos masa muscular de modo inevitable conforme envejecemos?

Porque el músculo es un tejido muy plástico y dinámico: responde a las exigencias ambientales. Debe tener motivos suficientes para preservarse y, si no se usa, se pierde. ¿Por qué demonios querría tu cuerpo mantener un tejido tan costoso si el único desafío que le propones es levantarte de la cama, sentarte en la silla de la oficina y viceversa?

Además, la caída de las hormonas sexuales a partir de los cuarenta y cinco o cincuenta años es un factor que contribuye a ese declive de la masa magra. En ese contexto de declive hormonal, nuestra sociedad se vuelve cada vez más sedentaria, lo que contribuye a acelerar la pérdida de músculo y hueso. Tendemos a «fragilizar» a nuestros mayores. A pensar que, llegada una edad, dar un paseo ligero por la mañana y ver la novela por la tarde es lo máximo a lo que aspirar.

Pero no: solo es lo mínimo.

Mantener una masa muscular optimizada a nivel estructural y funcional es la terapia *antiaging* con más evidencia científica, más costoefectiva y más accesible.

Como te habrás dado cuenta, optimizar tu salud no tiene nada que ver con comer lechuga, pesarte por la mañana en ayunas o hacerte chequeos médicos periódicos sin ton ni son.

Optimizar tu salud pasa por llevar a cabo, en repetidas ocasiones, conductas incómodas que te hacen más fuerte.

Salud y fortaleza van de la mano. Debilidad y enfermedad también.

Por último, la alternativa a ser fuerte es ser débil. Y no hay nada virtuoso en la debilidad. A ningún nivel. Ser débil no es atractivo en la juventud y pone en riesgo la salud en los años sénior. Una persona fuerte suele ser alguien más útil, y una sociedad débil en el plano físico está condenada a la catástrofe. También en un mundo tecnológico como el nuestro.

Haz de la fuerza tu compañera de vida y tu vida mejorará rápidamente.

11

Poca medicina mata. Mucha medicina mata

No es infrecuente que reciba en consulta pacientes muy preocupados tras haberse hecho un chequeo médico privado. En dicho chequeo, se advierten con frecuencia y de forma completamente fortuita nódulos tiroideos o suprarrenales, motivo de derivación a la consulta de endocrinología. Los pacientes suelen llegar con la cara desencajada y muy preocupados por su estado de salud.

Una de las últimas conversaciones fue así:

—¿Por qué se realizó usted la ecografía de tiroides en primer lugar? ¿Por qué acudió a ver al especialista? ¿Notó algún nódulo o masa? ¿Se encontraba mal? ¿Qué signos o síntomas tenía usted?

—No, si yo me encontraba y me encuentro perfectamente. Oí hablar de un médico internista muy bueno que por solo cincuenta euros te hace un chequeo completo y, como una ya va teniendo una edad, pues no me lo pensé.

Esto, que parecerá lógico, razonable e incluso cauto a muchos, puede deteriorar no solo la salud de nuestra medicina, sino también la salud de los pacientes. Es la epidemia de chequeos sin control, ni dirección, ni objetivo ni sentido, y forma parte de la medicalización de la vida y la salud.

Una situación de «busca y captura de problemas médicos» que casi nunca sale bien, y a menudo sale mal.

En el mejor de los casos (y, por suerte, más frecuente), habrá pacientes que pasen meses con ansiedad anticipatoria por el recién diagnosticado «problema» de salud, hasta que los vea un profesional que los tranquilice. Problema que, con toda probabilidad, no les hubiera generado ninguna contingencia de no haber realizado ese chequeo fortuito. Problema por el que, con seguridad, no hubieran muerto de forma prematura.

A esto se le llama «medicalización innecesaria», y nuestra sociedad cada vez está más impregnada de ella.

Es importante diferenciar esta situación de otra que también ocurre: ignorar síntomas, signos o problemas de salud que no sabemos interpretar y que requieren atención médica. No nos vayamos a los extremos.

En un pequeño porcentaje de los casos, la situación puede acabar mucho peor. Pongámonos en un caso hipotético. Quizá alguna característica de ese nódulo tiroideo de en torno a un centímetro llama la atención del radiólogo, que repite la ecografía. Además, va con prisa porque dentro de una hora tiene que pasar consulta en la privada y prefiere no pillarse los dedos (medicina defensiva), así que recomienda realizar una biopsia del nódulo tiroideo (llamada «punción-aspiración con aguja fina o PAAF») y así lo refleja en su informe ecográfico.

No tenía muy claro que fuera un nódulo susceptible de «pinchar», pero «por si acaso». El endocrino, en la siguiente consulta, sigue la recomendación del radiólogo, pues es el radiólogo quien ha hecho la ecografía de la paciente y, «por si acaso», no va a contradecir la opinión de su compañero. Por lo tanto, le cuenta a la paciente que es necesario tomar una muestra del nódulo y que esto se realiza punzando el cuello en un sencillo pero incómodo procedimiento.

Dicha punción va perfectamente gracias a la habilidad de la experta radióloga, compañera del radiólogo que hizo la ecografía. No obstante, la paciente lleva dos días tomando Lorazepam por la noche para poder dormir porque le han dicho que había que biopsiar ese nódulo recién descubierto. No se puede quitar de la cabeza las biopsias que le hicieron a su hermana, que dos años antes murió de cáncer de mama. Los pensamientos en torno al cáncer, las quimioterapias, las radioterapias y una muerte prematura se suceden en carrusel en la mente de nuestra paciente imaginaria.

Continúa la sucesión de acontecimientos: el patólogo recibe los resultados de la punción. Decide, según su experiencia y conocimientos, clasificar la lesión como una «lesión benigna», es decir, una lesión con un bajísimo riesgo de malignizar y convertirse en un cáncer de tiroides.

Ante esta situación frecuente, la mayoría de los profesionales explicarían los resultados encontrados y tratarían de tranquilizar a nuestra paciente, comunicando con claridad que el riesgo de que esto suponga un problema «es muy bajo». Que no hay que hacer mucho más que, en cualquier caso, monitorizar la lesión periódicamente.

Sin embargo, en una situación de ansiedad extrema, nuestra «paciente», que además tiene muy presente la pérdida de su hermana por cáncer de mama, no se conforma con un «riesgo muy bajo» y quiere que le quitemos de inmediato la glándula tiroides. No quiere arriesgarse lo más mínimo. Ahondando en la entrevista médica, podemos ver cómo esa ansiedad derivada del problema de salud familiar fue la que le llevó a «buscar» en un primer momento.

Llegados a este punto, el profesional intentará hacer entrar en razón a la paciente y la cosa no irá a más, pero no siempre es el caso. A veces la cirugía de tiroides termina sucediendo por uno u otro motivo, y no pocas veces es el propio paciente quien se hace intervenir por medios privados, desoyendo las recomendaciones del especialista y buscando «segundas opiniones».

En la inmensa mayoría de las veces la intervención finaliza bien y cumple su cometido (extirpar la glándula tiroides y con ella los nódulos que contiene), pero en un pequeño porcentaje de casos, como cualquier intervención médico-quirúrgica, pueden darse situaciones no deseadas. Siguiendo con nuestro caso hipotético, en la operación es posible que se lesione el nervio laríngeo recurrente y la paciente quede con afonía o disfonía de por vida. O bien que lesionemos las glándulas paratiroides, anexas a la glándula tiroides, y la paciente precise tomar calcio y vitamina D3, también de por vida. Y, por supuesto, la paciente sin tiroides tendrá que tomar hormona tiroidea todas las mañanas el resto de su vida (un mal menor).

Pero estos son los cambios perceptibles y «objetivos» en la vida de la paciente. Pocas veces nos paramos a pensar en otro tipo de cambios intangibles.

Es posible que la identidad de la paciente cambie desde el día en que sale del quirófano, y se vea como una «superviviente», incluso aunque la pieza de anatomía patológica demostrase después que no se trataba de un cáncer. Y no solo cambiará su actitud hacia ella misma, sino también la de su círculo más cercano. La hipocondría social es omnipresente.

Es probable que su ansiedad por la salud sea todavía mayor que antes, algo que mermará su calidad de vida.

Por supuesto, las visitas de revisión, que suelen prolongarse muchos años, recordarán a nuestra protagonista que es una «paciente», reforzando esa identidad. Horas de salas de espera, hospitales y contacto con la enfermedad. Mayor percepción de fragilidad y menor sensación de control.

Por no mencionar el coste económico de las intervenciones descritas, cubierto con el bolsillo de todos los contribuyentes.

Y he escogido una patología en la que la mayoría de los finales son felices, pero las consecuencias del sobrediagnóstico y sobretratamiento a veces no son tan benévolas. Se trata, además, de dos problemas frecuentemente silentes, porque a los médicos nos cuesta mucho asumir que a veces «nos excedemos» en nuestra labor. Y al público le cuesta mucho creer que el exceso de medicina pueda ser un problema.

Tendemos a pensar que cuanta más medicina, mejor.

Cuantos más chequeos, mejor.

Cuantos más *screenings* (cribados), mejor.

Cuantas más intervenciones, cirugías complejas y fármacos de última generación, mejor.

Pero no, no es mejor.

La asociación inconsciente da por hecho que la medicina, en cualquier circunstancia, es curativa. Que cuanto más gastemos en medicina y tecnología aplicada a ella, mejor.

Que viviremos más.

Que seremos más felices.

Que venceremos a la muerte.

Pero esto es un error mortal (irónico) en el que pocos caen.

Un exceso de medicina puede acabar con la medicina.

La «dosis» de medicina es clave, y sigue la famosa curva «en U» aplicable a muchas otras situaciones clínicas. En el eje de ordenadas: mortalidad. En el eje de abscisas: «cantidad de medicina». Poca medicina mata. Mucha medicina mata. En especial cuando no se ponen límites a su uso. Hemos convertido a la medicina en un mastodonte cuyo crecimiento descontrolado hace tiempo que se nos fue de las manos, algo a lo que contribuye nuestra utopía tecnocientífica (la fantasía de que la ciencia y la tecnología nos salvarán de todos los males y las angustias humanas).

Que la falta de recursos médicos, de fármacos, de vacunas, de hospitales y atención médica básica es una lacra que disminuye nuestra esperanza y calidad de vida es un hecho que pocos se atreverán a discutir. Solo hay que echar un vistazo a esas regiones del mundo que, incomprensiblemente, continúan sufriendo estas carencias.

Que existen programas de cribado útiles y con evidencia científica que los respalda es también indiscutible.

Que optimizar tu salud pasa por, periódicamente, realizar alguna analítica o solicitar la opinión de profesionales cuando no estamos enfermos es aceptable.

Pero no olvidemos ese peligro poco evidente que se cierne cada vez más sobre nosotros.

Ese peligro es el sobrediagnóstico y sobretratamiento, que podríamos definir bajo el paraguas de «sobremedicalización de la vida».

En un ejemplo extremo, tenemos el caso de Bryan Jonhson, empresario multimillonario nacido en 1977 que vive rodeado de un equipo médico, se realiza analíticas semanales, colonoscopias mensuales y toma más de treinta suplementos cada día. Todo ello con el objetivo de vencer al tiempo y no envejecer.

La medicina defensiva nos hace pedir más analíticas y pruebas de imagen por miedo a que «se nos escape algo». Pero siempre hay algo que puede escaparse. Todo médico tiene miedo a acabar en un juzgado, situación cada vez más frecuente, por desgracia. Después de décadas de formación y de un día a día muy duro, lo último que queremos son problemas legales, y nos esforzaremos mucho por no llegar a ello.

Medicamos con estatinas a cientos de miles de pacientes que nunca sufrirán un infarto para evitar unos pocos eventos cardiovasculares, que pueden atribuirse perfectamente a muchos otros factores (y no a un déficit de estatinas). Y sí, las estatinas tienen su papel y su beneficio en el perfil de paciente correcto.

Seguimos, en colaboración con la industria, buscando nuevas indicaciones clínicas y ampliando las previas para que cada vez mayor porcentaje de la población «se beneficie» de tomar el fármaco X que ha demostrado «no inferioridad» respecto al Y (un término utilizado para introducir en el mercado fármacos que, sin haber demostrado mejoras clínicas evidentes respecto a los previos, al menos no son inferiores).

Cada vez es más sencillo ser hipertenso, diabético o tener déficit de atención. No porque se haya modificado nuestra biología, sino porque se ha modificado nuestra medicina (y nuestra cultura en torno a la salud).

Llegará un día en el que será muy difícil ser normal.

Todos estaremos dependiendo de tomar una o varias pastillas casi desde niños.

El gasto sanitario per cápita no es un buen indicador de la salud de un país o población. Más allá de cubrir las necesidades sanitarias básicas, el dinero no puede comprar la salud. No de forma indefinida.

Lo podemos ver en la siguiente imagen. Gastar más en biomedicina no siempre mejorará la esperanza de vida. Esto es lo que ocurre con Estados Unidos: el país que de lejos más gasta en medicina ha visto su esperanza de vida reducida en los últimos años, a la par que el gasto sanitario sigue creciendo. Y dejamos al margen un hecho difícil de ignorar: una espe-

Esperanza de vida vs. gasto sanitario

Desde 1970 hasta 2018

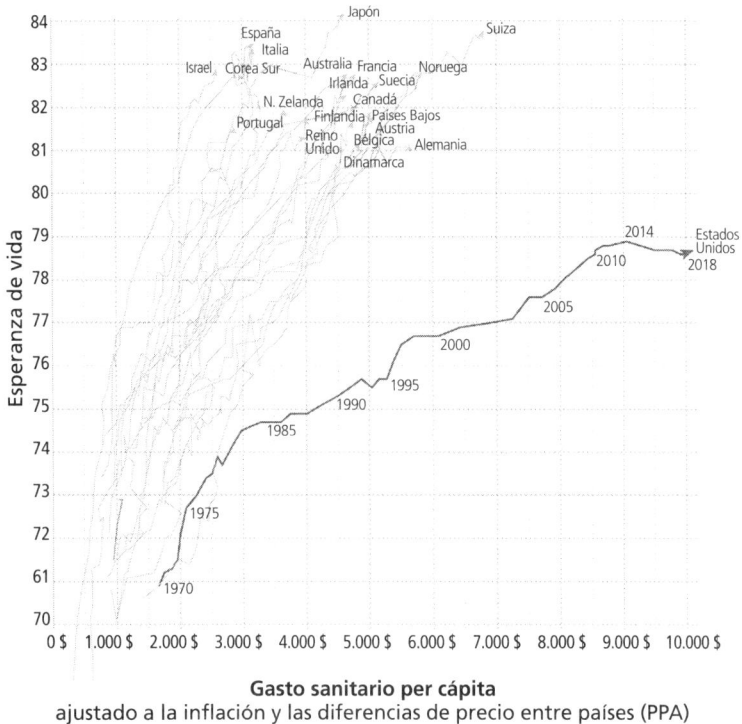

Gasto sanitario per cápita
ajustado a la inflación y las diferencias de precio entre países (PPA)

ranza de vida larga no implica una buena calidad de vida. Queremos, primero, vivir mejor y, luego, vivir más. No al revés.

Repito: a partir de cierto punto, gastar más en sistemas «de salud» no aporta más salud a la población; al igual que, a partir de cierto punto, ganar más dinero no te hará más feliz.

Gastar más en fármacos que prolongan cuatro semanas la vida de los pacientes terminales, pero no mejoran su calidad de vida en esos últimos días, no aporta más salud a la población. Además, siempre obviamos el coste de oportunidad. Cuando hipertrofiamos ese componente del gasto (biomedicina), otros sufren, porque los recursos son finitos.

Los programas de salud pública sufren.

Otros profesionales sanitarios quedan del todo al margen: nutricionistas, fisioterapeutas, profesionales del ejercicio físico, psicólogos, etc. Muchos de ellos, en un principio grandes profesionales, se ven forzados a hacer extravagancias en redes sociales para poder vender cursos u obtener clientes, ya que el sistema público de salud no les hace hueco. Otros acaban cayendo bajo las alas de la medicina alternativa para poder comer.

Y lo peor de todo: perpetuamos el problema haciendo creer a la población una gran mentira.

Que solucionaremos nuestros problemas de salud con más medicina.

No.

Mejoraremos nuestros problemas de salud con más salud.

El principal «proveedor de salud» a lo largo de tu vida no es tu médico o seguro de salud. Eres tú. Como ya hemos visto, los hábitos de vida que hayas podido desarrollar son el elemento que más salud (o enfermedad) aportará a tu vida.

Esto no implica bajo ningún concepto «rechazar» la medicina o ser reacio a recibir atención médica cuando se precisa. Tu médico es una pieza clave en el sistema. No implica rechazar de manera sistemática la industria farmacéutica o a los fármacos. Tampoco significa no luchar por dotar a los sistemas de salud de los recursos necesarios. Como también hemos visto, la medicina puede salvarte la vida, igual que me la salvó a mí. Y en términos menos dramáticos, puede solucionarte muchos problemas o mejorar tu calidad de vida.

Díselo a un paciente con diabetes tipo 1, que hace muy poco tenía que «pincharse» los dedos muchas veces al día para comprobar sus niveles de glucemia y poder ponerse la insulina, y en cambio ahora, gracias a los monitores de glucemia (tecnología biomédica), ha reducido el número de pinchazos diarios casi a cero. No hay duda de que este tipo de avances mejoran la salud de la población y su calidad de vida, y son más que bienvenidos.

Es del todo necesario que si padeces algún síntoma o signo que amenaza tu bienestar, puedas acceder a un profesional sanitario en el que confíes, y que pueda discernir la gravedad del asunto. Repito: una cruzada contra la medicina no tiene ningún tipo de sentido (como la que a veces desarrolla en redes cierto sector de la población con aires conspiranoicos). El problema surge con los excesos de la medicina, que también tenemos que criticar y reconocer.

El desafío aquí es educativo, pues se requiere educación en salud para discernir cuándo el uso del sistema médico se convierte en «sobreuso»; cuándo la hipertrofia de la biomedicina afecta a otras áreas generadoras de salud; cuándo acudir a urgencias es superfluo y una sobrecarga para el sistema, y cuándo es una necesidad urgente, valga la redundancia.

Sin embargo, una sociedad más medicalizada e hipocondriaca tendrá cada vez más dificultades para discernir lo que es normal de lo que no lo es.

Una sociedad ignorante en términos de salud es una sociedad condenada a la hipocondría; una sociedad que pagará lo impagable por un fármaco antineoplásico que alarga la vida cuatro semanas sin mejorar la calidad de vida; una sociedad que cree que ser saludable es hacerse un chequeo médico semestral, mientras todos los viernes hay sesión de cubatas con los compañeros de empresa.

Recuerda: poca medicina mata. Mucha medicina mata.

12

Lo perfecto puede ser enemigo de lo bueno

Existe un fenómeno curioso entre aquellas personas muy comprometidas con cuidar y optimizar su salud: los abordajes rígidos, extremos y perfeccionistas, a la larga, suelen aportar menor salud que los abordajes flexibles. Sí, hacerlo todo extremadamente bien el cien por cien del tiempo puede ser perjudicial.

En el ámbito nutricional, se habla cada vez más de la ortorexia, una obsesión patológica por «comer bien» y por cuidar la calidad de los alimentos.

¿Cómo sabemos que esa obsesión es un problema y no una virtud? Porque acaba afectando de manera negativa a múltiples áreas de la vida.

La persona ortoréxica termina sin salir a comer fuera con amigos o con la pareja. Solo piensa en llevarse a la boca aquello que considera apto, evitar lo que considera inaceptable y en cómo disponer las piezas de su vida para que eso tenga lugar. Las comidas de Navidad le suponen un estrés inimaginable. Se va aislando por momentos. Su salud mental cada vez es más frágil y aparecen diferentes problemas satélites: ansiedad, otros trastornos de la conducta alimentaria o problemas en la autoestima.

Si hablamos de mejorar los hábitos de vida, un abordaje muy rígido no tiene ninguna ventaja real y medible respecto a un abordaje firme pero puntualmente flexible. De nada te sirve llegar mes y medio antes a tu porcentaje de grasa deseado si lo has pasado tan mal que has desarrollado rechazo a la dieta o al ejercicio.

Lo perfecto puede ser enemigo de lo bueno. A menudo lo es.

Por otra parte, muchas personas se ven del todo abrumadas con las recomendaciones de salud que se dan en redes sociales o desde el ámbito sanitario. No pueden aplicarlas todas, y eso genera frustración y rechazo.

Nuestra labor asistencial, investigadora y divulgativa es darte a conocer aquellos hábitos y elementos que sean generadores de salud y acercarte a ellos, pero eso no significa que tengas que ponerlos en práctica todos a la vez. A veces ni siquiera implica que tengas que ponerlos todos en práctica.

No existe ni una sola persona en la tierra con unos hábitos de vida perfectos, y mucho menos en Occidente, porque somos un subproducto de nuestra cultura y civilización.

Existen veganos y vegetarianos que siguen una dieta ultraprocesada sin productos de origen animal. Otros siguen una dieta vegana saludable, pero parecen constantemente enfrentados al mundo, como si aquellos que no compartieran su forma de ver las cosas fueran enemigos; esta postura litigante también erosiona la salud.

Muchas personas practican el ayuno intermitente para perder peso y mejorar su salud, pero siguen fumando una cajetilla al día y no se plantean dejarlo.

Otras se machacan en el gimnasio dos horas de lunes a sábado para lucir abdominales y ser un *influencer fitness*, pero durante el fin de semana tienen problemas de control con el alcohol y otros polvos que no tienen que ver con el sexo o la creatina.

Muchos padres y madres se han sumado a la vida sana y pasan cinco minutos decidiendo si comprarán pan de teff, de trigo sarraceno, de espelta o de amaranto, pero después todo el ejercicio físico que hacen se resume en dar un paseo de media hora los domingos antes de hacer la barbacoa.

El joven empresario exitoso con dinero y posibilidades para comer lo que quiera, tener a un entrenador personal, un nutricionista y un fisioterapeuta a su disposición, a menudo se ve machacado por los efectos negativos del estrés en la salud.

El estudiante de medicina que tiene conocimientos de sobra para convertirse en alguien saludable no tiene tiempo para ponerlos en práctica si quiere conseguir su plaza de oftalmología en ese prestigioso hospital.

El deportista de élite al que todos admiramos puede caer en la dinámica de utilizar fármacos que mejoran el rendimiento pero empeoran su salud, aun cuando el resto de su rutina está diseñada y ejecutada al milímetro.

La influencer de moda a la que tanto admiras, que tiene cuerpazo, es adinerada y está bien relacionada, no puede dormir sin un Orfidal todas las noches, y si sus publicaciones no alcanzan el número de likes que cree merecer según su subjetivo criterio, se deprime durante varios días.

Y el carpintero padre de familia que solo gana veinte mil al año quizá duerma con más placidez que ella, porque encuentra goce en una vida sencilla donde lo material es secundario.

¿La moraleja?

La rutina perfecta no existe. Todos tenemos en nuestra vida elementos generadores de salud y elementos generadores de enfermedad, queramos o no queramos. Esto es cierto para el camionero y para el neurocientífico de Stanford. Para el ama de casa y para la jueza. Obviamente, haremos un esfuerzo activo por acumular más de los primeros que de los segundos. Pero recuerda que la vida es difícil, imprevisible e injusta. No reparte a todos las mismas cartas.

Por ello, adoptar una actitud moralista en el mundo de los hábitos y del estilo de vida no solo no ayuda a nadie, también es arrogante y falto de cualquier tipo de empatía. Tus hábitos y tu estilo de vida no son superiores a los de nadie, solo son diferentes. Cada cual hace lo que puede con lo que tiene. Todos estamos en la misma batalla, aunque las redes sociales a veces te hagan pensar lo contrario.

Dicho esto, la actitud más razonable por parte de los proveedores de salud es ofrecer información con rigor científico, en términos entendibles y ejecutables. Los tres elementos deben estar presentes.

Rigor. Entendible. Ejecutable.

Pero el esfuerzo no puede quedar ahí. No somos meros informadores. Debemos motivar al cambio y encender la chispa. Ser un catalizador. Y, por supuesto, como sociedad, facilitar aquellos elementos generadores de salud y dificultar aquellos otros generadores de enfermedad.

Algo tan evidente como difícil de poner en práctica.

Te invito a que analices e identifiques áreas de mejora potenciales en tu rutina. Realiza cambios y evalúa resultados. No quieras hacerlo todo de golpe. Acuérdate: el juego de la salud es un juego infinito. Nunca acaba. Adopta una actitud firme pero no asfixiante respecto a tu salud. Busca siempre la mejora sin compararte. Cualquier comparación interpersonal es inexacta, ya que no tienes los datos suficientes sobre la otra persona. Ni siquiera sobre tu pareja o hermana.

Somos un compendio único e inextricable de factores psicológicos, emocionales, conductuales, microbianos, genéticos, epigenéticos y ambientales.

Así que cuidado: lo perfecto puede ser enemigo de lo bueno.

13

Mamá, ¡quiero ser influencer!

HIPERCONECTIVIDAD Y EL NÚMERO DE DUNBAR

Vivimos en un mundo digital que evoluciona a un ritmo de vértigo. Los niños de cinco años conocen a la perfección lo que es un dron o una *playlist*, y están tan familiarizados con los smartphones que parece que los hubieran tenido ya dentro de la bolsa amniótica durante la gestación para ver a sus *streamers* favoritos. Internet y las redes sociales nos han traído infinitas posibilidades relacionales y económicas. Conectar con tu amigo que vive en Singapur por videollamada en segundos y cuando quieras era algo impensable hace cuarenta años.

Sin embargo, la velocidad de instauración de estas tecnologías es muy superior a nuestra capacidad para amortiguar los efectos negativos que aparecen con su uso, sobre todo en población infantojuvenil. Algo parecido a lo que ha ocurrido con la velocidad de instauración de los ultraprocesados, solo que menos evidente y, quizá, todavía más aceptado que estos productos alimenticios si cabe. La tecnología es símbolo de estatus, desarrollo y conocimiento, y pocas veces se juzga su mal uso.

Aprovechamos muy bien los beneficios de las nuevas tecnologías, pero ignoramos los riesgos y nos acaban explotando en la cara.

Tenemos que ir reaccionando sobre la marcha a los efectos, buenos y malos, de las nuevas tecnologías, y es difícil, aunque no imposible, prevenir sus consecuencias.

Para entender cómo nos está afectando la hiperconectividad que internet y las redes sociales han permitido, tenemos que conocer qué es el número de Dunbar.

El nombre viene del antropólogo Robin Dunbar, que lanzó una hipótesis muy interesante: el ser humano tiene una capacidad numérica limitada para mantener relaciones humanas reales y sanas. No podemos tener todas las relaciones que queramos sin pagar las consecuencias. Esa limitación atiende a la configuración de nuestro neocórtex y otras áreas cerebrales, y está en torno a las ciento cincuenta relaciones «verdaderas» por ser humano.

Dicho de otro modo, eres capaz de relacionarte de forma plena y saludable con un número no superior a ciento cincuenta *Homo sapiens*. No estamos preparados para que nuestro núcleo social, las personas con las que nos relacionamos de forma cotidiana, nuestra tribu, supere dicho número.

Si, puedes tener mil conocidos, o ser famoso y saludar cada día a cien personas por la calle. Pero no puedes establecer una relación interpersonal profunda con todas ellas, es imposible. No estás cableado para ello.

¿Qué está ocurriendo?

Que, en muy pocos años, el número de interacciones sociales se ha disparado de manera exponencial. El móvil de un adolescente medio recibe decenas de mensajes directos (MD) al día, la mayoría de ellos de personas a las que no conoce o con las que solo mantiene una relación virtual (que a veces no va más allá de tres o cuatro interacciones puntuales).

Cada vez que uno de esos mensajes se deja caer, el móvil vibra, y ciertas áreas cerebrales liberan un poco de dopamina (veremos más sobre la dopamina después), en anticipo de la posible «recompensa» que ese mensaje puede traer (quién sabe si es la chica que te gusta, o tus amigos invitándote a una fiesta). Esa dopamina establece rápidamente un circuito de estímulo (el móvil vibra)-deseo (necesito ver qué pasa)-conducta (chequeo los mensajes)-recompensa (es mi amigo diciéndome que quedemos), del que es muy difícil salir.

Esta recompensa (placer) intermitente (no es constante) y variable (lo que vemos en el móvil a veces nos excita más y otras menos) es muy adictiva, y nos enseña a no despegarnos de ese artilugio, que ya para muchos es tan importante como un brazo o una pierna.

Los que nos dedicamos a esto de las redes y lo hemos convertido en un trabajo y un medio de vida, lo tenemos más difícil aún. De media, recibo más de trescientos comentarios diarios en los más de mil cuatrocientos vídeos que hay subidos a mi canal de YouTube, más los que puedan originarse en otras redes sociales (que no suelo contestar, por respeto a mi salud mental).

Esta sobreinteracción constante y virtualmente infinita nos está afectando negativamente de formas que empezamos a descubrir, y cuyas consecuencias seguirán desplegándose ante nuestros ojos.

Los seguidores casi nunca son amistades reales, aunque se les puede llegar a valorar muchísimo. Cuando me paran por la calle para agradecer mi trabajo, doy las gracias e intento ser amable el cien por cien de las veces, pero la realidad es que no conozco de nada a esa persona que se interesa por mí, aunque ella sí conozca al personaje (no a la persona).

Y de eso va este problema: conocemos a muchos personajes, y a muy pocas personas. Puedes tener diez millones de *followers* y ser una persona sin vínculos de calidad. La amistad requiere un nivel de conexión muy superior al que ofrecen las redes sociales, y, por lo general, a mayor cantidad de interacciones, menor calidad.

Somos una sociedad hiperconectada, pero, paradójicamente, nos encontramos cada vez más solos. Y la soledad trae sus riesgos para la salud.

La solución pasa por valorar más la calidad de las relaciones y no tanto la cantidad. De la misma forma, priorizar la calidad de tu comida, y no el número de calorías que te llevas a la boca, será un buen paso para mejorar tu salud.

Polarización. Tu contra mí. Yo contra ti

Otro peligroso aspecto de las redes sociales es la polarización que generan en cualquier ámbito: política, moda, nutrición o deportes. De hecho, las redes son el elemento polarizador por excelencia, por encima de la prensa convencional.

¿Por qué?

Las noticias o la prensa convencional siempre han tenido una carga ideológica, que puede estar o no en línea con tu pensamiento. Sin embargo, las noticias en un canal de la TV determinado no cambian en función de tu ideología: son estáticas. Lo que lees en el periódico digital no se modifica según tus gustos o inclinación política. Si no te gusta lo que ves o lo que lees, cambias a un canal más afín a tu pensamiento o te vas a otro periódico digital.

¿Qué ocurre en el terreno de las redes?

Todo lo contrario: las redes sociales pueden existir gracias a tu atención. Tu atención y tu tiempo son lo que tú tienes que ofrecer a esos gigantes digitales multibillonarios.

¿Por qué consumes una fuente de entretenimiento tan poderosa como Instagram o TikTok de forma gratuita, cuando ir al cine te sale por casi quince euros por cabeza? Porque tu atención es la moneda con la que estás pagando. Tu atención y tus datos.

¿Cómo es que tu atención puede ser de valor para Meta o Google? Muy sencillo: porque capturan cada detalle de tu comportamiento como consumidor. Qué temáticas son de tu interés; cuánto tiempo pasas leyendo una noticia; a qué das like, a qué no; el tiempo que pasas mirando una miniatura en YouTube; la hora a la que te conectas; cuánto gastas en perfumes al mes; qué meses del año gastas más, y un interminable etcétera.

Estos datos son valiosísimos y pertenecen a la industria billonaria del Big Data. Recuerda que el negocio de las redes es el negocio de los datos, y es un gran negocio.

El resultado es casi mágico: el consumidor, hastiado de ver en la televisión pública o privada noticias con la misma impronta política, comienza a consumir esas mismas noticias en redes sociales. Pero allí, sus ojos, maravillados, solo ven lo que les interesa ver.

Noticias a favor de tu filiación política y que generan odio contra el adversario político. Influencers que hacen la dieta que a ti te ha venido bien para bajar veinte kilos predicando sobre sus beneficios y posicionándote contra los que «comen diferente».

«Me he hecho paleo, o carnívoro, o pescetariano», dirás orgulloso. «Cómo no he podido darme cuenta antes». «Las verduras son malísimas porque tienen antinutrientes, come carne y retoma tu salud ancestral». Identifica el tono irónico, por favor. Si te gusta la moda, solo verás moda. Nunca filosofía o autoayuda. Si te gusta la ciencia, nunca verás literatura o historia. Si te gusta la literatura, omitirás mucho contenido científico relevante. Este mecanismo perverso se perfecciona con los años de uso. Las grandes empresas tecnológicas cada vez te conocen mejor y cada vez te dan mejores recomendaciones. Tú, cada vez más contento y entretenido, vuelves cada día al mismo oasis de entretenimiento digital, que a su vez te aísla del mundo real y supone un analgésico emocional muy reforzante. Se trata de una situación peligrosa que constituye una cámara de eco perfecta para polarizar cabezas con cierta tendencia basal a la polarización.

La calidad de tu dieta virtual

No podemos dejar de hablar en este capítulo de la calidad del contenido que consumes en redes sociales. Podríamos pensar que existe un mecanismo de criba en internet, y que los contenidos mejor posicionados, aquellos que te salen en la primera página en Google, son los de mayor calidad. Si quieres aprender sobre ingeniería aeroespacial, damos por hecho que las primeras posiciones estarán elaboradas por expertos y profesionales en la materia.

Pero esto se aleja bastante de la realidad. En internet hay miles de personas «posicionando» contenidos sobre suplementos, vitaminas, batidoras o llantas de coches, ya que esto es fuente de negocio inagotable. A la fecha de la publicación de este libro, con toda probabilidad la inteligencia artificial estará posicionando contenidos en internet de forma automatizada y con escasa supervisión humana. Si eres capaz de posicionar tu página de barbacoas y la gente acaba entrando en tropel todos los veranos cuando quieran comprarse una, tienes negocio. Un simple enlace de afiliado que redirija al visitante a Amazon, y el creador de la página web se llevará una brillante comisión por cada unidad vendida.

Que sepa sobre barbacoas es lo de menos.

Muchos de esos creadores de contenidos online no saben nada de suplementos, vitaminas, batidoras ni llantas de coches. Es más, muchos no tienen un bagaje profesional (a veces, ni siquiera personal) en ninguno de esos productos.

Porque para posicionar un contenido no hay que ser experto en dicho contenido, hay que saber de SEO, de palabras claves, de escritura persuasiva, de tendencias o, con frecuencia, pagar una buena suma en publicidad para que tus contenidos salgan antes que los de la competencia.

Pero en internet, por suerte, también hay expertos y personas con un gran criterio profesional. La inmensa pena es que a menudo estos contenidos están peor posicionados y, por lo tanto, son menos visibles que los contenidos de peor calidad. El cardiólogo o inmunólogo medio sabe mucho de su ámbito, pero poco del mundo de internet, y pocas veces tiene ganas de invertir su escaso tiempo y sus recursos en que otros le ayuden a posicionar su sabiduría en la red. En especial cuando no se dedica a ello, ni vive de ello.

Por no hablar de las famosas *fake news*, cuya viralización ocurre con una facilidad pasmosa. ¿Por qué? Internet está hecho para promocionar aquello con lo que más se interactúa: aquello que (otra vez) capta tu atención y te genera una necesidad de interacción. Y, por supuesto, un avistamiento *fake* de ovnis en la M-30 es mucho más llamativo que el ensayo clínico contra el cáncer de próstata que ya ha pasado a fase III. Los contenidos de mayor calidad suelen ser los menos «llamativos», los que más «puede que», «podría» o «parece que» tienen. Los que menos tajantes y taxativos se muestran. Hablan de grises y de contextos, no de blancos y negros. Suelen tener un contenido algo más técnico, por lo que alejan al gran público al ser más difíciles de consumir, y dado que somos adictos a la facilidad, la polémica y el conflicto, no suelen atraer a las masas. Ante esta dolorosa realidad, a los profesionales que quieran crear contenido les quedan dos salidas: o abandonan su intento o tratan de «disfrazar» su contenido para que atraiga a las masas.

Las consecuencias negativas de estos escenarios tecnológicos son muy variopintas y, como decíamos, solo empezamos a entenderlas.

Por un lado, existe un incremento alarmante del número de trastornos de ansiedad estrechamente relacionados con la tecnología y sus ilimitados usos.[2] El adolescente que antes comparaba sus atributos físicos y cognitivos con los veinticinco compañeros de clase ahora tiene una puerta abierta para equiparar su vida a la de sus influencers famosos favoritos. Y aunque es cierto que en ocasiones esto puede inspirar y motivar al cambio positivo, en muchas otras ocasiones es fuente de frustración en una época de la vida muy sensible, en la que todavía no hemos descubierto quiénes somos ni dónde queremos ir.

El adolescente se compara casi por norma, y el ver a todas horas personajes «famosos» de su misma edad y que gastan su dinero en Lamborghinis para pasearlos con la «L» por

Andorra mientras él tiene que estudiar la Revolución industrial no le hace ningún favor.

Por otra parte, el consumo compulsivo de contenido muy reforzante e inmediato trae otros peligros. Estamos empezando a ver cuadros muy cercanos y parecidos a «síndromes amotivacionales», algo asociado clásicamente al consumo de cannabis crónico, pero también derivado de un exceso de estimulación constante. Vídeos con un formato cada vez más corto y estimulante nos condicionan a un tipo de consumo ultrarrápido. Contenido para adultos cada vez más accesible, personalizado y perfeccionado. Series que te «obligan» a darte un atracón de televisión antes de irte a dormir. Capítulos que avanzan sin que toques el mando de la TV. Hasta los *reality shows* clásicos se están transformando para que no pierdas la atención ni un solo momento.

Estímulos poderosos cuya exposición crónica nos desensibiliza a otros placeres de la vida que pronto nos resultan insípidos: leer un libro durante una hora, conversar con tu pareja sin hacer nada más, ver un atardecer durante treinta minutos, dar un paseo sin tecnología por la naturaleza o hacer un simple crucigrama que requiera un poco de esfuerzo cognitivo. Ahondaremos en este problema más adelante.

Ocurre lo mismo con la sobreexposición crónica a alimentos ultraprocesados, cuyos potentes sabores estimulan nuestros paladares de forma que después, una fresa, una manzana o un pimiento nos saben a cartón.

El resultado: apatía, falta de ambición, incapacidad para perseguir objetivos vitales difíciles o imposibilidad de sentarte a estudiar durante tres horas seguidas. No digamos ya las diez o doce horas diarias que requieren muchas oposiciones. De repente no encuentras motivación para ir al gimnasio, para hablar con la persona que te gusta, para crecer y desarrollarte como individuo. Un estado de anhedonia o completo desinterés por elementos disfrutables de la vida. Un letargo tecnológico en el que, atrapados completamente por las pantallas, unos pocos creadores y empresas acapararán la atención y la vida de las masas. Aunque no me gusta entrar en metáforas pseudoparanoicas como «vivimos en Matrix», en muchas ocasiones estas analogías son acertadas.

La única salida viable es conocer el problema y poner límites a la sobreutilización tecnológica. El ayuno intermitente se popularizó como estrategia dietética por su sencillez y por suponer un límite razonable a la sobreexposición alimentaria actual. Pero sus principios también son aplicables al uso de la tecnología. Establece periodos del día completamente libres de tecnología. Salir una o dos horas sin el teléfono móvil evitará que estés todo el tiempo llevándote las manos al bolsillo y chequeando las posibles notificaciones.

Además de periodos de tiempo libres de tecnología, es bueno establecer espacios libres de tecnología. Si no quieres utilizar el móvil porque vas a estudiar, sácalo de la habitación.

Establece horarios, reglas y límites. Ver TikTok media hora al día puede que no tenga grandes consecuencias. Pasar horas deslizando con el pulgar la pantalla, puede que sí. Hay adolescentes que tienen un tiempo total de pantalla diario de más de ocho horas. Esto es una absoluta barbaridad. Ver contenido para adultos de vez en cuando aún no ha matado a nadie, pero pasar dos horas al día en el «YouTube naranja» te lo va a poner muy difícil en la vida. Al igual que con los ultraprocesados y, como diría Paracelso, la dosis hace el veneno.

Por último: escoge muy bien tu contenido. Puedes utilizar las redes sociales para aprender, para entretenerte, o para ambas cosas. Sin embargo, si tienes ciento cincuenta fuentes de información diferentes sobre nutrición, es probable que acabes más confundido que cuando empezaste a informarte. Como regla general, que puede o no ser acertada, limito a cuatro o cinco mis fuentes de información en redes sobre una temática en concreto. No quiero ver a quince youtubers de tecnología, quiero ver a los tres o cuatro mejores. Que los demás trabajen duro para ser los mejores y captar mi atención. La «infoxicación» es un problema real: mucha información se acaba convirtiendo en desinformación.

En definitiva, aprende a utilizar la tecnología y a evitar que te utilice a ti. Esto puede parecer sencillo, pero no lo es en absoluto. Las grandes tecnológicas saben aprovechar a la perfección nuestras vulnerabilidades cognitivas para hacernos adictos a sus productos, de exactamente la misma forma que ha ocurrido con la comida.

14

Once motivos para cuidarte

La idea de cuidarnos no suele parecer atractiva, menos aún a los jóvenes. Beber agua con gas en una fiesta, en vez de una copa, es motivo de señalamiento entre los adolescentes, y solo aquellos con suficiente carácter pueden mantenerse firmes y no ceder ante la presión social. La mayoría prefiere el dolor de hacer algo que no quiere al dolor de la exclusión. Va en nuestra psique. Necesitamos pertenecer. Que nos quieran. Que nos consideren. Que nos incluyan. No hay mayor dolor que el dolor de ser ignorados.

Vivimos en una sociedad donde sentimos atracción por conductas que nos alejan de la salud: el coqueteo con las drogas, salir de fiesta por norma cada fin de semana, beber hasta caer redondo, relaciones sin protección o trasnochar y levantarnos tarde. Recordemos que hace poquísimas décadas fumar era signo de virilidad, una atractiva novedad.

Conforme nos pasan los años, nos vamos dando cuenta de la importancia de ser proactivos en el cuidado de la salud. Muchas veces, ese «despertar» viene motivado por la enfermedad de un amigo o familiar de una edad similar a la tuya, o por síntomas o molestias que no deberías cstar sintiendo con tan solo treinta y ocho primaveras.

Otras veces (las que más), es una motivación puramente estética la que nos hace tomar el camino virtuoso. El adolescente que entrena seis días a la semana en el gimnasio no lo hace pensando en prevenir la enfermedad cardiovascular (es probable que ni sepa en qué consiste). Lo hace pensando en cómo se verán sus abdominales y pectorales en la noche de San Juan en la playa, y cómo eso aumentará las posibilidades de ligar.

Es como si por defecto nos olvidáramos de la importancia de la salud y de la energía que cuesta preservarla. ¿Por qué cuesta energía su conservación? ¿La salud no debería ser el estado habitual del ser humano? ¿No debería ser la enfermedad la excepción, y no la regla?

Bueno, sí. Pero solo si nuestro ambiente nos acompañara; si vivieras en un entorno natural, libre de estrés crónico y contaminación ambiental, donde comieras alimentos de proximidad, descansaras lo suficiente, te movieras mucho durante el día y conservaras un núcleo social activo.

En ese caso, para la mayoría de las personas, la salud sería la norma, y la enfermedad la excepción.

Pero la mayoría vivimos en un ambiente muy diferente, cargado de «noxas» biológicas, físicas, químicas, sociales, culturales, económicas y psicológicas, es decir, elementos generadores de enfermedad.

Por ello, empiezan a ser más frecuentes estados que se alejan de la salud, como el sobrepeso y la obesidad, que su contrapartida saludable: el normopeso. Por ello, pasados los cincuenta, hay más personas con sarcopenia que sin ella. Por ello, cenar todas las noches pollo empanado con patatas fritas no suscita ninguna alarma en muchas familias. Por ello, no nos parece mal que un niño de diez años con sobrepeso pase la tarde viendo al *streamer* de moda, en vez de jugando en el parque o practicando un deporte.

Nos toca nadar contracorriente en un mundo lleno de personas que han decidido dejarse llevar por la corriente. Esto es muy frustrante, pero es el único camino. No podemos obligar a nadie a cambiar. A veces parece que nos falten motivos para cuidarnos. Por si fuera el caso, ahí van unos cuantos:

- Pasar los últimos años (a veces décadas) de tu vida siendo dependiente y condicionando a tu entorno es triste. Minimizar la posibilidad de que tal escenario ocurra es muy posible. No estamos abocados a la discapacidad y dependencia funcional. Si nos hemos creído eso, es que nos hemos olvidado por completo de quiénes somos y de dónde venimos. Al final de la vida, mejor gastar tus ahorros en viajar y pasar tiempo con los tuyos que en pagar la residencia a final de mes.
- Esforzarte por mejorar tu salud te transformará positivamente con independencia del resultado. Al igual que puedes estudiar mucho y suspender, puedes cuidarte mucho y enfermar. Pero en el camino te habrás disciplinado, habrás sido ejemplo para muchos y tendrás la paz mental de haber hecho lo correcto. La acción correcta, por sí misma, merece la pena. La virtud siempre es el camino.
- Una de las sensaciones más frustrantes y difíciles de paliar es la de arrepentirse de no haber hecho más por nuestra salud cuando estaba en nuestra mano hacerlo. Nadie quiere verse tumbado en una cama de hospital, a punto de entrar en el quirófano para una cirugía de pulmón, pensando: «Pude dejarlo, no tuve valor para hacerlo y ahora ya es tarde».

ONCE MOTIVOS PARA CUIDARTE   105

- Cuidarte te hará más atractivo a nivel físico y mental. No sabrás hasta dónde pueden llegar tu cuerpo y tu mente si no te cuidas. Aprovecha la oportunidad de disfrutar de tu cuerpo en su máxima expresión. Es pasajera.
- Cuidarte preservará tu salud mental, que depende directamente de la dieta, el entrenamiento, las relaciones y el estilo de vida. La mayoría de los problemas de salud mental están relacionados con el ambiente, no con problemas neurobioquímicos.
- No necesitas alcohol, tabaco o drogas para ser feliz. Si crees que los necesitas, te has dejado llevar por la corriente. Lo que te producen esas sustancias no es felicidad, es una sensación de alivio pasajera que después se convertirá en mayor tristeza y desasosiego. No sentirás el dolor durante unas horas pero, a cambio, lo sentirás con mayor intensidad el resto del tiempo.
- Tus padres, hermanos, marido, esposa, hijos, nietos, sobrinos y tíos quieren verte bien y con salud. Les estás haciendo un regalo al cuidarte, y estás aumentando las probabilidades de que sufran si no te cuidas. Recuerda: tus decisiones cotidianas no solo te afectan a ti. Cuídate, no seas egoísta.
- Algunas personas necesitan con desesperación empezar a cuidarse, y tu conducta puede ser muy motivadora para ellos. No sabes quién te tomará de ejemplo hoy. Tus éxitos son la evidencia que otros utilizarán para creer que es posible. Y todos, para actuar, necesitamos creer que el cambio es posible.
- En el camino puedes darte cuenta de que has normalizado cosas anormales, como no tener suficiente energía,

sentirte débil o tener variados síntomas con los que has aprendido a convivir. Estás hecho para sentirte lleno de energía, fuerte y vivaz. No te conformes con menos.

- Cuidarte te convertirá en una persona más útil para los demás. Ser débil es peligroso y no sirve para nada. Ser fuerte y sano te hace útil. La sociedad suele favorecer a los individuos más útiles.

- Cuando sientes la verdadera urgencia de cambiar tu salud ya suele ser tarde. El verdadero momento de cambiar es cuando esa urgencia es inexistente.

15

Tu cerebro es un mentiroso compulsivo

La verdad es tan elusiva porque nuestro cerebro nos la esconde continuamente. Tu cerebro no está diseñado para hacerte feliz o señalarte con claridad la realidad de las cosas. Más bien es una compleja maquinaria reconocedora de patrones que pretende maximizar tus posibilidades de supervivencia y reproducción en un ambiente muy concreto. Si ese ambiente cambia, tu cerebro se esfuerza mucho por detectar los nuevos patrones que te faciliten sobrevivir.

Te hará sentir aquello que, *a priori*, maximizaría tus posibilidades de supervivencia, no tus posibilidades de ser feliz.

De esto se deriva que, tanto si buscas la felicidad como si buscas la verdad, debes desconfiar de manera sistemática de tu cerebro. De tus pensamientos. Incluso, a veces, de tus intuiciones.

Esto es duro, pero te hará más inteligente y eficaz. También más saludable.

Date cuenta del paralelismo entre el budismo zen y esta perspectiva escéptica de ti mismo. En el budismo zen se anima a no tomar muy en serio los pensamientos (voz en la cabeza), y a observarlos sin juzgarlos. El yo que habla en tu cabeza no es tu verdadero yo. Esa voz que ahora mismo estás escuchando en tu cabeza mientras lees estas palabras no tiene nada que ver con quién eres, solo es un subproducto de tu actividad neuronal actual, palabras que escuchas para poder leer, a las que llamamos subvocalización.

¿Quién escucha? Es una bonita pregunta sin respuesta. La mayoría de las tradiciones espirituales orientales apuntan hacia algo así. Tu verdadero yo es el que observa tus pensamientos y emociones, y no se le puede señalar con palabras.

El que percibe no puede ser señalado, solo lo percibido puede ser señalado, al igual que tu ojo derecho no puede observarse a sí mismo, solo a su reflejo en el espejo.

Veamos ahora algunas de las distorsiones de la realidad a las que estarás sometido durante toda tu vida, muy aplicables también al ámbito de la ciencia.

Solo si encaja con mis ideas previas, es verdad. Sesgo «del cuñado»

A lo largo de tu vida construirás estructuras mentales que te servirán para entender la realidad y avanzar por la vida. Tu ambiente irá moldeando esas estructuras mentales según los patrones a los que te expongas. El grueso de esas estructuras vendrá dado por tu familia, que conformarán tu primer gran filtro a la vida.

Creerás que unas ideas políticas son buenas y otras malas. Unas dietas efectivas y otras perjudiciales. Que algunas personas son peligrosas. Que hay que almorzar esto y cenar esto otro.

Conforme pasan los días y las experiencias, irás siendo expuesto a acontecimientos que confirman tus sistemas de creencias, y también a otros que desmienten tus estructuras mentales. Eso, justo eso, es aprender.

La clave aquí es que tu cerebro ignorará de manera sistemática aquellos acontecimientos y pruebas que desmienten tus creencias, y se fijará casi inconscientemente en aquella evidencia que confirma tu teoría sobre cualquier asunto en cuestión.

El cerebro ansía coherencia, y si esta no existe en la naturaleza, confabulará para crearla.

Con cada evidencia a tu favor, refuerzas ese sistema de creencias y te polarizas un poco más. «Estoy del todo convencido de que esto es así». «Las cosas son como son».

Esto es muy parecido a lo que en ciencia llamamos *cherry picking*, aunque aquí se hace de forma voluntaria: escoger los resultados de estudios que confirman mi posición e ignorar los que se enfrentan a ella, una práctica que se utiliza con frecuencia para afirmar cualquier cosa con «respaldo científico».

El fin último es defender con uñas y dientes tu postura científica, que es algo análogo a defender a tu equipo de fútbol o a ignorar las conductas negativas de tu hijo cuando hace algo malo por el mero hecho de que es tu hijo.

Apego mental a tus lastres

Al igual que ocurre en el ámbito de la ciencia, en la vida cotidiana el *cherry picking* de ideas es muy peligroso y nos lleva a tomar decisiones equivocadas una y otra vez. Pero tiene su antídoto. Fíjate en la evidencia que contradice tu postura actual. Puede enseñarte mucho más tu «enemigo intelectual» que aquellos que tan solo comparten tus ideas.

Esto es incómodo y doloroso para el ego. Es mucho más fácil ir por la vida buscando personas y acontecimientos que validen tus ideas previas. Eso hará que te sientas bien. Añadirá un sentimiento de validación, de pertenencia y de unión con aquellos afines a ti y tus ideas. «Nosotros tenemos la verdad, ellos están equivocados». «Ellos son un peligro, nosotros somos la salvación». «Esos salvajes con esas ideas dan asco». Te suena, ¿verdad?

Al mismo tiempo que satisface tu ego, esta postura te está impidiendo avanzar. Una trampa en la que la mayoría de la población está atrapada y a la que contribuyen en gran medida las redes sociales.

En el ámbito de la mejora de los hábitos pasa exactamente lo mismo. Tu cerebro te mentirá una y otra vez, lanzándote excusas (máquina justificadora) que puedes decidir creer o no creer, y que validarás con tus experiencias cotidianas:

Idea inicial: el ejercicio no es para mí y no consigo resultados cuando entreno.

Experiencia: como no veo resultados tras dos semanas de entrenamiento, creo que, efectivamente, no es para mí.

Realidad: la mayoría de las personas tardan meses, cuando no años, en ver auténticas mejoras estéticas, de salud o de rendimiento asociadas al ejercicio físico regular.

Idea inicial: el entrenamiento de fuerza me hará verme muy musculada y con aspecto masculino.

Experiencia: en el gimnasio veo a muchas chicas con mucho músculo y no me gusta su aspecto. Si ejercito la fuerza me pondré como ellas.

Realidad: no puedes comparar tu físico con el de ninguna otra persona cuya vida y rutina desconozcas. No sabes cuántos años lleva entrenando, qué volumen semanal de entrenamiento realiza ni a qué intensidad. No sabes si solo se suplementa o toma algún fármaco. No sabes qué significado tiene para ella el entrenamiento, o si se dedica a una profesión que requiere un nivel de forma física determinado. La inmensa mayoría de las mujeres consiguen un físico más estético cuando ejercitan la fuerza de forma regular.

De ti depende dar validación a esos pensamientos que todos tenemos, o bien ponerlos en tela de juicio por tu salud. La batalla por mejorar tu salud es una encarnizada lucha diaria contra ti mismo y tus ideas preconcebidas, ideas que tendrás que cuestionar una y otra vez hasta romper las viejas estructuras de pensamiento que te han atrapado en la situación en la que estás ahora.

Date cuenta de ese apego mental a ciertas ideas y de tu resistencia interna a otras que chocan con ellas. Así es como el budismo zen puede hacerte mejorar tus hábitos. Conviértete en un continuo analista de tu mente.

Falsa causalidad

Otro sesgo frecuente y preocupante es el de la falsa causalidad: asumir que cuando dos elementos aparecen con frecuencia juntos, uno debe ser causa del otro. Los culturistas toman gran cantidad de proteína. Como los culturistas tienen mayor incidencia de problemas renales que la población general (debido

al abuso de otros fármacos como diuréticos y esteroides ana-
bólicos), la proteína es mala para tus riñones.

Como en cualquier incendio hay bomberos, los bomberos
son la causa del incendio.

Visito a mi abuela todos los días. Los últimos tres días no
pude ir a verla y murió. Mi abuela murió porque no fui a verla.
Error. Ojalá la ciencia fuera tan sencilla.

EL EFECTO HAWTHORNE O CÓMO NOS PORTAMOS MEJOR CUANDO NOS OBSERVAN

Cuando te observan, modificas tu conducta.

Esto lo vemos una y otra vez en los estudios científicos con
dietas. El hecho de que un paciente venga a consulta, se le asigne
una dieta y tenga constancia de que va a entrar en un programa
estructurado hace que modifique, normalmente a mejor, su
conducta. Cuando nos sentimos observados, modificamos nuestra conducta. Eso les pasa a tus hijos bajo tu atenta mirada, te
pasaba a ti en clase bajo la mirada del profesor y les pasa a los
pacientes en consulta bajo la mirada del médico.

¿Qué ocurriría si esa persona estuviera en su ambiente habitual y no tuviera los ojos de un equipo de investigación a sus
espaldas? No lo sabemos, pero su conducta no sería la misma.
Entonces, en la mayoría de los estudios nutricionales estamos
cayendo en la trampa del efecto Hawthorne. Por eso la mayoría
de las dietas funcionan en un entorno controlado, pero al mismo
tiempo la mayoría de las dietas fallan en la «vida real». Es uno
de los grandes problemas de la investigación en nutrición.

Los estudios evalúan resultados conseguidos en condiciones a menudo no transferibles a la realidad de la vida, que es

mucho más compleja y menos controlable. Existen múltiples factores de confusión que no se pueden aislar en los estudios: si el paciente se salta o no la dieta; el nivel de estrés fluctuante del paciente, que afecta a su regulación homeostática de la ingesta energética y a la microbiota (que, a su vez, es diferente por la mañana y por la noche); la calidad de los alimentos que consume; la fidelidad del etiquetado de los alimentos que consume, que no será la misma en todos los pacientes; los condicionantes genéticos; el estatus metabólico previo; los posibles déficits de micronutrientes; la cantidad de fibra de la dieta; el grado de cocción de los alimentos, y un larguísimo etcétera. Son factores difícilmente controlables (en su totalidad) en los estudios, que afectan a todas las variables medidas y que hacen difícil la tan necesaria investigación en nutrición.

Por ello, además de saber mucho de investigación científica, hay que saber mucho sobre la conducta humana y los condicionantes psicosociales. Saber mucho de estadística o de metodología de investigación no te hará mejor profesional si no entiendes esos otros cientos de factores no controlables, no aislables y no medibles.

Los estudios no nos muestran la realidad; nos muestran la mejor aproximación a la realidad que somos capaces de generar de forma artificial.

SESGO DE PUBLICACIÓN. ESTO VERÁ LA LUZ SOLO SI ES BUENO PARA MÍ

Y, siguiendo con las dificultades de la investigación científica y su influencia en tu salud, llegamos al famoso sesgo de publicación: la tendencia a publicar solo aquellos estudios y resultados que son «interesantes» y mantener en la sombra los que contradicen el resultado deseado (desear y ciencia no deben ir juntos). Por eso verás muchos más estudios sobre fármacos que «funcionan» y muy pocos sobre fármacos caros e inútiles. Es muy improbable que, tras invertir cientos de millones de dólares en una nueva molécula, dicha molécula sea un fracaso rotundo y no se llegue a comercializar. Rara vez ocurre. ¿Afecta esto a tu salud? Mucho. Año tras año, sesgo tras sesgo, se va creando una gran pantomima en la que los intereses económicos se sobreponen al interés de la persona que quiere mejorar su salud. Donde un gran porcentaje de la «evidencia científica» disponible es solo propaganda en el nombre de ciertos intereses. Donde hay estudios para casi todo, muchas veces clínicamente irrelevantes (es decir, que no nos sirven para mejorar decisiones en la consulta o para mejorar la salud de nuestros pacientes). Donde cada vez es más difícil separar lo que es útil a nivel científico y clínico de lo que es superfluo.

Se trata de un problema serio y de difícil solución que sin duda alguna empobrece nuestra salud y nos hace estar a merced de intereses espurios.

En definitiva, tu cerebro, nuestro cerebro, miente compulsivamente. Y miente porque preferimos una mentira acorde a nuestras creencias que una realidad que rompa con quienes creemos que somos y con cómo creemos que funciona el mundo.

Tu cerebro busca coherencia en un mundo caótico, cruel, injusto y, muchas veces, incoherente.

16

No destruyas tus ganas de prosperar

Si crees que has perdido esas ganas de comerte el mundo, ese ímpetu por afrontar lo que se te ponga por delante y conseguir una por una las metas que te has propuesto, no eres el único. Dejando al margen diagnósticos clínicos donde la desmotivación y la anhedonia están casi siempre presentes (como en el caso de un trastorno depresivo mayor) y que requieren un abordaje multidisciplinar y siempre profesional, nuestra sociedad parece estar cada vez más desmotivada.

Vivimos tiempos difíciles, pero sin duda alguna no son los tiempos más difíciles a los que se ha enfrentado el ser humano, y tenemos mil y un motivos para ser optimistas. ¿Qué nos está ocurriendo entonces? ¿Es posible que nuestro estilo de vida esté afectando a nuestra motivación y deseo de avanzar? No solo es posible, es un hecho. Para entenderlo bien tenemos que hablar de dopamina y de sistemas de recompensa cerebrales, pero lo haremos en términos sencillos y prácticos.

La dopamina es una pequeña molécula que actúa de neurotransmisor: transmite mensajes dentro y fuera de tu sistema nervioso central. Es prima-hermana de la adrenalina y noradrenalina y a veces se la conoce como «la molécula de la motivación». Aunque la dopamina está también implicada en el control del movimiento o en nuestro estado de ánimo, en los últimos años la hemos estudiado mucho por su papel principal: hacerte desear conductas potencialmente placenteras. El funcionamiento de la dopamina es mal comprendido por muchos. Pensamos que producimos dopamina solo cuando obtenemos una recompensa esperada, como una hamburguesa cuando tenemos hambre o sexo cuando nos apetece. Pero no es así, la dopamina (o los picos, como veremos ahora) empieza a liberarse mucho antes de obtener la recompensa: cuando en tu entorno aparece algún elemento (pista) que te hace desear una conducta concreta (acción reforzante) que tu cerebro ha registrado antes como placentera (aprendizaje previo): sexo, comida, videojuegos, ejercicio físico o la clase de biología (para algunos).

Cuando de pequeño entrabas en la tienda de juguetes Toys R Us, aun cuando no tenías el juguete deseado en tus manos, la dopamina convertía aquella experiencia en algo mágico. Saltabas de nervios y excitación ante un potencial escenario favorecedor: tu nuevo juguete y tú.

Para el asesino en serie y psicópata con esplacnofilia, dicha pista inicial pudiera ser ver un animal muerto en el arcén con los órganos expuestos. Para el cocainómano, la exposición a la imagen de una raya de cocaína durante unos cuantos milisegundos despierta el sistema dopaminérgico. La persona adicta a las compras empezará a desear comprar nada más ver la tarjeta de crédito en su cartera. Para el que tiene problemas de control con la comida, tan solo pensar en el arroz con leche puede ser suficiente para iniciar el camino a la nevera.

Yo mismo, de pequeño, deseaba la PSP (PlayStation Portable) y cada vez que veía un anuncio de la consola se encendía en mí la llama de la dopamina que me motivaba a hacer cosas. Hasta me inventé una odiosa canción pegadiza para que mis padres tuvieran muy presente cuál era mi objetivo. Aprovechaba los trayectos largos en coche, cuando no podían escapar, para cantarla sin parar hasta que los pobres se desesperaban y me mandaban callar. Por supuesto, terminé consiguiéndola. La dopamina en acción.

Por lo tanto, lo que desencadena la mayor liberación de dopamina no es la recompensa en sí misma (que también), sino la búsqueda de la recompensa. No es el cumplimiento de la misión, sino la misión en sí misma. No es el resultado, es el camino.

¿Alguna vez has sentido que eras más feliz persiguiendo una gran meta que tras conseguirla? Culpable: la dopamina. La dopamina se encarga de que persigas tu meta con una sonrisa de oreja a oreja. Te permite estudiar con energía sabiendo que tienes las oposiciones en dos semanas. Acepta que sufras en el gimnasio: dentro de cuatro meses tienes unas olimpiadas. Te hace tolerar los comentarios de tu jefe porque el mes que viene te vas a la Costa del Sol de vacaciones con la familia. Consiente conductas que no son propias de ti si es para llamar la atención de una posible y atractiva pareja.

La dopamina es el neurotransmisor más capitalista y consumista que existe, pues nos hace perseguir un nuevo coche, una casa más grande, un mejor puesto de trabajo. Estatus. Poder. Dinero. Fama. Para poder entender su funcionamiento, y aprovecharlo en tu favor, debemos adentrarnos un poco más en el mundo de la dopamina. Existe una producción basal de dopamina y existen picos de dopamina. Algo parecido a lo que ocurre con otras hormonas, como la insulina. También con la glucosa en sangre.

Los niveles basales de dopamina están muy condicionados genéticamente, aunque se pueden elevar con diferentes conductas. Estos dictan los niveles de «motivación basal» de un individuo. Por eso, sin motivo aparente, algunas personas parecen haber nacido más predispuestas a la acción que otras.

Los picos de dopamina, sin embargo, son casi exclusivamente ambientales. Es decir, el exponernos a potenciales recompensas muy reforzantes o placenteras nos hace liberar grandes cantidades de dopamina, algo que será proporcional al poder de la recompensa. Por supuesto, cada uno de nosotros tenemos diferentes gustos y preferencias que modifican la intensidad de dichos picos.

El chocolate puede elevar tus niveles de dopamina en más de un 50 por ciento (momentáneamente), pero solo si te gusta el chocolate. El sexo los puede duplicar en el peor de los casos, mientras que la cocaína los triplica y las diferentes anfetaminas pueden multiplicar tus niveles basales por diez.

¿El principal problema al que estamos empezando a enfrentarnos? Nos hemos cargado el sistema, y no necesariamente con drogas «clásicas». Muchos picos de dopamina, repetidos en cortos intervalos de tiempo, disminuyen nuestros niveles basales de este neurotransmisor. Si abusamos de los picos, sufren los valles. Altos muy altos, bajos muy bajos. Y unos niveles basales reducidos se traducen en el problema principal que tratamos en este capítulo: desmotivación y apatía.

Nuestro hedonismo desenfrenado, la adoración a la inmediatez y las posibilidades que ofrece la tecnología se han convertido en la tormenta perfecta para nuestros circuitos dopaminérgicos. Cuando antes teníamos que rebuscar entre diferentes números de la revista *Playboy*, ahora tenemos una avalancha de páginas web a golpe de dedo. Y las tenemos desde los doce años, o antes, lo que es algo que habría que replantearse con seriedad. Si hace una década salíamos a comer fuera para darnos un capricho, ahora los caprichos llegan a la puerta de tu casa a golpe de aplicación, en pocos minutos y sin esfuerzo alguno.

El *scrolling* por las diferentes redes sociales se ha convertido en deporte nacional y es el ansiolítico tecnológico que utilizan jóvenes y no tan jóvenes en todos los ratos muertos. Echa un vistazo a la sala de espera de un aeropuerto o de una consulta médica. Una evolución del *zapping* mucho más peligrosa y estimulante si cabe, por las particularidades de las redes que explicamos en otros capítulos. Toda esta exposición ilimitada, desmedida y descontrolada a «elementos de placer» ha acabado con nuestra motivación o ha hecho mella en ella. No te extrañe que actividades que antes eran placenteras ya no lo sean.

Es posible que leer un libro de trescientas páginas ya no te parezca atractivo ni te enganche. Es probable que cada vez tengas más dificultad para ver una película hasta el final, o para seguirle el hilo a una serie. Te descubrirás saltando hacia delante los vídeos de YouTube y acabarás escuchando cuatro frases sueltas de un vídeo de doce minutos. Escucharás los podcasts en velocidad x2 porque todo te parece aburrido y lento. No podrás seguirle la conversación a una amiga sin que se te vaya la cabeza a otro sitio. ¿La razón? Cuando nos vemos muchas veces expuestos a la búsqueda y disfrute de elementos tan placenteros como las redes sociales, la pornografía o la comida basura, la gran liberación de dopamina desensibiliza los receptores dopaminérgicos.

¿Qué quiere decir esto? Tu cuerpo se «defiende» y autorregula los niveles muy elevados de cualquier hormona o molécula reduciendo la capacidad de actuación que dicha hormona tiene sobre tus células, y esto suele pasar por reducir el número de receptores o hacerlos «menos sensibles» a la acción de la molécula que se une a ellos. Por eso, a picos muy altos de dopamina sigue una reducción temporal de los niveles basales. Después de la euforia, viene la tristeza. Después de conseguirlo, vuelta a la insatisfacción. El eterno retorno de lo mismo.

Dicha «desensibilización» ocurre también con la famosa resistencia a la insulina: niveles muy elevados de insulina de forma crónica «fuerzan» a los tejidos a reducir el número y la reactividad de los receptores de insulina, por lo que tu páncreas cada vez tiene que secretar más insulina para que esta siga ejerciendo la misma acción y puedas metabolizar los hidratos de carbono. La solución pasa por sensibilizar los tejidos a la insulina mediante el ejercicio físico y la pérdida de peso, pero también por evitar esos «picos de insulina» alejándonos de los carbohidratos refinados y azúcares simples.

Al igual que no queremos demasiados picos de insulina y glucemia, no queremos picos de dopamina. O los queremos de vez en cuando, pero no siempre. Es curioso, pero mucho de lo que produce picos de glucemia e insulina también produce picos de dopamina. ¿El problema que esta situación plantea? Necesitarás cada vez estímulos más intensos para sentir placer, y las actividades menos placenteras te resultarán insoportables. Te conviertes poco a poco en adicto al estímulo. No solo eso: vas perdiendo cada vez más la capacidad de disfrutar de la vida. Porque la vida es una sucesión de acontecimientos que la mayoría del tiempo son poco estimulantes. Lo peor de todo: que se disuelve tu necesidad de avanzar, prosperar y conseguir.

¿Hay antídoto para esto? Por supuesto que lo hay. Hace pocos años se puso muy de moda el «ayuno de dopamina». Por supuesto, la dopamina no se come ni se ayuna, pero es una metáfora que animaba a sus participantes a alejarse por voluntad propia de aquellas actividades más reforzantes durante diferentes periodos del día o durante algún día suelto a la semana. No es descabellado hacerlo, y su coste es cero. Es una conducta sin efectos secundarios y que en el peor de los casos creará tiempo para la reflexión, siempre tan necesaria. Aburrirnos de vez en cuando es saludable.

Puedes evitar por completo las redes sociales o reducir mucho el tiempo que pasas consumiéndolas, sobre todo si en ese momento estás interactuando con seres humanos a los que puedes tocar.

Puedes seguir una dieta más frugal y menos hiperpalatable. Puedes alejarte de los azúcares simples y ultraprocesados.

Puedes abstenerte periódicamente de ver páginas para adultos.

Puedes exponerte por propia voluntad a la dificultad y la incomodidad: ejercicio físico extenuante, exposición controlada al frío, una lectura difícil que requiera tu concentración, etc.

Como ves, hay una relación inversa entre picos de dopamina y niveles basales. Aquellas personas que disfrutan de picos de dopamina continuos mediante drogas, comida, videojuegos, compras, o lo que sea que suscite excitación y disfrute, acaban teniendo menores niveles basales. Esto les ocasiona desmotivación, anhedonia y la búsqueda incesante del siguiente objeto brillante: la siguiente conducta que produzca otro pico de placer, como una fiesta, una nueva pareja sexual o el siguiente videojuego. Al final acaban siendo adictos al placer, esclavos del placer.

Sin embargo, la persona que se cuida mucho de tener un exceso de picos de dopamina acaba teniendo niveles basales más elevados, lo que le permite estar motivada para realizar acciones difíciles como emprender un negocio, estudiar una carrera compleja, perder peso o cualquier cosa que requiera dedicación, tiempo y diferir una recompensa. La magia de todo esto reside en que estas personas terminan siendo capaces de disfrutar de todas estas conductas aburridas, difíciles o incómodas.

Una versión más descafeinada del ayuno de dopamina es el ayuno intermitente tecnológico. Intento no tocar el teléfono móvil más allá de las siete de la tarde y hasta la mañana siguiente. De esta forma establezco un espacio libre de tecnología y redes, fortalezco el músculo de la disciplina (cuesta mucho no caer en los tentáculos del móvil) y separo claramente el tiempo de trabajo del tiempo de descanso y ocio (en mi caso, el teléfono móvil y las redes sociales están muy relacionados con el trabajo: la creación de contenido).

Pero existen otras herramientas no farmacológicas que también pueden elevar tus niveles basales de dopamina y mejorar tu «estatus motivacional». La exposición controlada y voluntaria al frío, como un baño o una ducha con agua fría, puede elevar durante varias horas tus niveles de dopamina, al igual que también puede hacerlo una sesión de ejercicio físico intensa (no todo son endorfinas).

Cualquier actividad difícil y que genere una fricción física o mental pondrá un contrapunto a esos picos de dopamina: estudiar durante varias horas, una lectura que requiera concentración, una clase de CrossFit, nadar en mar abierto o meditar. Estas acciones «difíciles» o aburridas deben coexistir en un delicado equilibrio con aquellas otras más placenteras.

Encontrar este equilibrio entre placer e incomodidad es clave si quieres seguir siendo un individuo motivado y capaz de disfrutar de los placeres cotidianos más simples, que suelen ser los más bonitos. No destruyas tus ganas de prosperar.

Recuerda: debe existir coherencia entre el placer conseguido y el esfuerzo requerido para llegar a él.

17

La soledad mata más que la obesidad

En el afán por encontrar la receta para la máxima longevidad que nuestro potencial genético nos permita, muchos investigadores se han lanzado a estudiar en las últimas décadas las famosas zonas azules. Se trata de regiones del planeta que, supuestamente, reúnen a mayor número de centenarios por cada cien mil habitantes de lo que es esperable en términos estadísticos.

¿Qué tienen, qué hacen, qué visten y qué comen los habitantes de zonas como Sardinia (Italia), Loma Linda (California), Okinawa (Japón), Nicoya (Costa Rica) o Icaria (Grecia)? ¿Es el ayuno intermitente? ¿El consumo de productos locales y una dieta exenta de ultraprocesados? ¿Respetan los ritmos circadianos mejor que nosotros? ¿Son más activos? ¿Se mantienen en restricción calórica más tiempo? ¿No viven pegados a un móvil? ¿Ausencia de disruptores endocrinos?

Es probable que todos esos factores y su interrelación justifiquen parcialmente su longevidad. Al menos el componente de longevidad que tiene que ver con el ambiente y no con la genética.

Pero hay otro factor que suele pasarse por alto: las conexiones sociales fuertes, estrechas y duraderas.

No se sienten solos.

Todos tienen un sentido de pertenencia a algo mayor que ellos mismos. Llámalo tribu, comunidad, grupo o familia. Eso protege frente a la enfermedad y en Occidente lo estamos perdiendo. Sin embargo, la ciencia se aleja de estos elementos sociales y espirituales que, mires por donde mires, siempre han estado presentes en los diferentes grupos humanos y nos han hecho prosperar como especie.

¿Qué es lo que, en contraposición, favorece entonces la enfermedad?

La soledad.

El aislamiento social.

El no pertenecer.

La exclusión.

Ser ignorados.

Pasar las mañanas, las tardes y las noches sin poder compartir la experiencia de vivir.

¿Recuerdas una de las experiencias más dolorosas que la mayoría hemos vivido alguna vez en la infancia? Ser excluidos del grupo predominante. No ser tenidos en cuenta. Ser ignorados. Rechazados.

Tras la pandemia, Japón creó el «Ministerio de la Soledad» con el objetivo de combatir el creciente número de suicidios, que sigue siendo la primera causa de muerte no natural en el mundo desarrollado. Un movimiento pionero para afrontar un problema letal, pero que no está circunscrito al país nipón.

Una neurona, para ser útil y funcionar de forma óptima, necesita estar conectada por dendritas y axones al resto de las neuronas y a la glía (conjunto de células que dan soporte a las neuronas). Es más, una neurona aislada, por definición, no sirve de nada. Pronto morirá. Lo mismo ocurre con el resto de las células, tejidos y órganos. La finalidad de la célula no es la célula en sí misma, es el tejido (conjunto de células) y las funciones emergentes de ese tejido u órgano. La célula por sí misma es inútil, pero en comunidad puede hacer grandes cosas. El espermatozoide por sí mismo no puede crear vida, necesita al óvulo. Un queratinocito aislado es inservible, pero millones de ellos forman la barrera cutánea que te aísla del mundo exterior, evita que te deshidrates y permite mantener tu temperatura corporal.

A las células egoístas que consumen energía de forma desmedida, empleándola en su crecimiento inagotable, sin que ese crecimiento aporte nada al resto, las llamamos cáncer. Podríamos decir que el egoísmo desmedido en la sociedad es una conducta «cancerígena», al menos en el sentido metafórico. O que tender la mano al otro y conectar con él es una conducta «antineoplásica».

Tu fisiología es colaboración continua, y nada existe de forma aislada. Toda función útil surge de interrelaciones estrechamente coordinadas. El todo es el fin. Las partes son el medio.

La epidemiología lo sabe desde hace tiempo: la soledad y el aislamiento social son potentes factores de riesgo independientes de las enfermedades cardiovasculares e incrementan mucho el riesgo de infarto o ictus a lo largo de la vida.[3]

¿Qué quiere decir «factor de riesgo independiente»? Pues que si tenemos a dos individuos de la misma edad con hipertensión arterial, el colesterol muy elevado y un IMC similar, el individuo que más solo se sienta tendrá muchas más posibilidades de morir por causas cardiovasculares que el individuo con más lazos sociales.

De la misma forma, y pese a todos los retos que supone, estar casado es un factor protector y disminuye la mortalidad cardiovascular.[4] De forma similar, un divorcio o quedarte viudo vuelve a incrementar el riesgo cardiovascular de forma considerable. Te habrás dado cuenta: hay factores de riesgo de enfermedad que son totalmente impermeables a la farmacología, y la soledad es uno de ellos. No podemos tomar una pastilla y dejar de sentirnos solos. Está por ver si la tecnología o la inteligencia artificial contribuyen a reducir la soledad en la próxima década (lo pongo en seria duda). Todavía no existe el antidepresivo que haga que nos sintamos acompañados en los momentos duros de la vida. No podemos conseguir una red de contactos más fuerte inyectándonos una molécula en la barriga. Por tener cien mil amigos en Facebook no estamos más acompañados, y Netflix solo nos entretendrá durante un rato, no nos acompañará.

Esto choca de frente con una inversión pública y privada en políticas sociales que siempre queda desplazada por la inversión en farmacología y biomedicina. Quizá todos necesitemos un ministerio de soledad más pronto que tarde. Seguimos pensando que arreglaremos nuestros problemas de salud con más pastillas, más inyectables, más quirófanos, más robots que operan. Las pastillas son un buen negocio, pero combatir la soledad parece no serlo (solo lo parece).

Uno de los elementos más protectores de tu salud pasa por cultivar y establecer relaciones de calidad. Cuídalas, hazlas crecer y esfuérzate por preservarlas. Idealmente, en un ambiente que no requiera la participación de otros elementos poco saludables (alcohol, tabaco, drogas). Y, sobre todo, aprende a diferenciar entre relaciones de calidad y contactos o interacciones vacíos.

Salir los viernes y los sábados con diez amigos para saltar durante siete horas en una discoteca bajo los efectos del alcohol y las drogas no tiene nada que ver con cultivar relaciones de calidad ni con la «vida social». Preocuparte por tu amigo, tratar de ayudarle de forma genuina o compartir tiempo de calidad con él sí lo es.

Y, por supuesto, prioriza a tu familia. Si la salud es lo primero, la familia también es lo primero. Tener arraigo familiar y lazos estrechos es otro elemento protector que siempre pasamos por alto. Nuestro primer y último núcleo social es la familia. Te verán llegar y te verán irte. Pasar tiempo con los tuyos es una de las mejores inversiones en salud. Recuerda que no son eternos. Las manillas del reloj siguen moviéndose. No sabes cuándo, pero se irán.

Estos datos, que podrían parecer «poco científicos» al ojo no entrenado, tienen su correlación fisiológica, incluso hormonal. La oxitocina es una hormona que consta de nueve aminoácidos y se produce en el hipotálamo. Conocemos a la perfección el papel de la oxitocina durante el trabajo del parto, y también durante la lactancia, el orgasmo o las relaciones afectivas (se la conoce como «hormona del amor», y las caricias y los abrazos liberan pequeñas cantidades). Pero seguimos aprendiendo mucho sobre esta hormona misteriosa.

Un estudio reciente[5] realizado con peces cebra confirmaba que la oxitocina facilita la recuperación del tejido cardiaco después de una lesión, transformando células del epicardio en nuevos cardiomiocitos funcionales y sanos. Quizá esa relación que el arte siempre ha establecido entre el corazón, el amor, el desamor y la salud no está tan lejos de ser verdad. Quizá el contacto social genuino y el sentirnos parte de algo mayor libere sustancias como la oxitocina que ayudan a preservar nuestra salud y prevenir la enfermedad.

Las circunstancias vitales y nuestra personalidad basal pueden no favorecer la creación de estos lazos sociales. Nuestra sociedad, cada vez más irascible, crispada y polarizada, tampoco ayuda. Pero como casi siempre, conectar es una habilidad que se puede entrenar, aunque implique cierto grado de incomodidad.

Y recuerda, las relaciones sociales también son arriesgadas y conllevan una dosis de dolor. Dolor por el rechazo, dolor por miedo a ser excluido, dolor por sentirse inferior, dolor por el abandono.

En cierto modo, crear lazos sociales nuevos es una «incomodidad voluntaria» con una dosis de riesgo que trae rédito a tu salud.

18

Respeta tus ritmos

Tu cuerpo es una máquina de complejidad extraordinaria, pero está estrechamente regulado por el ambiente en el que vives. Si dominas tu ambiente, dominarás tu cuerpo. El estudio de los ritmos circadianos y su aplicación al ámbito de la nutrición, la medicina y el estilo de vida está permitiéndonos encontrar recomendaciones cada vez más prácticas y certeras.

- Cuándo es mejor comer
- Cuándo hacen más efecto los fármacos
- Cuándo es mejor entrenar
- Cuándo debemos descansar

Pero ¿qué son los ritmos circadianos?

Son los ritmos de la vida.

En tu organismo, cualquier variable que podamos cuantificar (presión arterial, cortisol, glucosa, melatonina, testosterona, etc.) está sujeta a variaciones a lo largo del día.

No funcionas igual, ni parecido, a las ocho de la mañana que a las ocho de la tarde.

Podríamos decir que bioquímicamente eres una persona distinta a una hora que a otra.

El cortisol tiene un pico de secreción por la mañana temprano y cae por la tarde-noche. Lo mismo ocurre con la presión arterial. La melatonina, sin embargo, empieza a producirse cuando la luz natural y artificial disminuye en intensidad. Ciertas enzimas se expresan en mayor medida a unas horas del día, al mismo tiempo que otras proteínas dejan de expresarse. ¿Por qué crees que se suele recomendar tomar las estatinas en la cena? La enzima HMG-CoA reductasa, encargada de la síntesis del colesterol, es más activa a esas horas. Tomarlas en el desayuno disminuiría de manera considerable su efectividad.

La actividad de nuestras glándulas no siempre es la misma a lo largo de la jornada. O la capacidad de absorción de tu sistema digestivo. Tampoco la fuerza muscular.

El respetar esos ritmos vitales facilita en gran medida que todo funcione en armonía. Es el arte de mantener el *timing* de la vida.

El problema reside en que la tecnología y nuestro estilo de vida han chocado de frente con esa higiene circadiana de la que hablamos. Forzamos nuestra maquinaria a trabajar a destiempo: comemos o trabajamos de noche, y dormimos de día.

Los ritmos circadianos se regulan mediante inputs ambientales llamados *zeitgebers*, siendo los dos más importantes la luz y la oscuridad. También tenemos otros «reguladores circadianos secundarios» como la alimentación, el ejercicio físico o incluso la interacción social.

Nuestra fisiología ha evolucionado de manera que espera de nosotros ciertos comportamientos en determinados momentos del día. Es lo más eficiente bioenergéticamente hablando. Los podríamos resumir en:

- Noche (ausencia de luz azul): descanso, reparación de estructuras, reposo digestivo.
- Día (luz azul presente): actividad física, alimentación, interacción social, ejercicio físico.

El problema, a la luz de la evidencia científica incipiente en este ámbito tan apasionante, es que, cuando durante años la tecnología, nuestro trabajo o nuestro estilo de vida se opone a dicha higiene circadiana, se incrementa notablemente el riesgo de enfermedad cardiovascular, cáncer de diversos tipos o incluso enfermedad psiquiátrica.

Esta disrupción circadiana está causada por:

- Mirar pantallas que emiten luz azul hasta horas avanzadas de la madrugada (tablets, smartphones, ordenadores o televisores); algo especialmente preocupante en adolescentes, ya que lo último que ven en el día suele ser la pantalla del teléfono móvil.
- El simple hecho de irnos a dormir muy tarde y levantarnos también tarde.
- Levantarnos cada día a una hora diferente.
- La ingesta excesiva de sustancias excitantes como la cafeína, que nos permite mantener un ritmo de trabajo antinatural e interfiere con los momentos de descanso.
- La nula exposición diurna a luz natural por vivir en interiores.
- Una desconexión total de la naturaleza y sus ritmos.
- El ocio predominantemente nocturno.
- El sedentarismo. Nuestro cuerpo descansa siempre. Nuestra mente no descansa nunca.

Optimizar tu salud y prevenir la enfermedad pasa por optimizar tus ritmos circadianos. En la mayoría de nosotros son optimizables.

Ello supone una valoración exhaustiva de tu rutina actual y realizar cambios profundos que a menudo no son fáciles.

- Evita pantallas en las dos horas previas a irte a dormir. Si esto no es posible, reduce el brillo y utiliza filtros de luz azul (existen muchos softwares gratuitos que actúan de filtro). Cuanto más cerca te encuentres de la pantalla en cuestión, mayor disrupción circadiana. En este sentido, el teléfono móvil disminuirá más la producción de melatonina que ver la televisión a varios metros de distancia.
- Exponte siempre que puedas a la luz solar a primera hora de la mañana. Esta exposición temprana es poco peligrosa en términos de radiación ultravioleta y te ayudará mucho a descansar por la noche. Además, durante el día te sentirás con más energía y cognitivamente más activo. La luz natural puede ser el mejor café.
- Si dicha exposición puede realizarse en un entorno natural, mucho mejor (bosque, playa, montaña, etc.). Por temporadas, acostumbro a pasear o trotar durante treinta minutos por la orilla de la playa, por la mañana, antes de comenzar a trabajar. Esos minutos cambian por completo todo mi día. Son, por lo tanto, una inversión, no un gasto.
- Evita excitantes en las seis horas previas al momento del descanso. Esto es una regla muy poco exacta, ya que existe mucha variabilidad genética en la metabolización de la cafeína.

- Intenta no variar en más de una hora el horario de sueño en los fines de semana respecto al horario habitual de lunes a viernes. Lo ideal es que mantengas el horario durante los siete días de la semana.
- Mantén rutinas regulares. Ritualiza el momento de irte a dormir. Sé un reloj.
- Conoce tu cronotipo y adapta tu rutina al mismo. El cronotipo es la tipología circadiana. Algunas personas tienen un cronotipo vespertino y tienden a levantarse algo más tarde e irse a dormir también algo más tarde. Sin embargo, otras tienen un cronotipo matutino y prefieren los horarios más tempranos. Sabrás de inmediato si tú y tu pareja pertenecéis a uno u otro.

19

Medice cura te ipsum
(«médico, cúrate a ti mismo»)

Se repite hasta la saciedad que los profesionales sanitarios tenemos una «vocación» innata, una especie de temprana y mística llamada interior a ayudar a los demás. Aunque esta sea una idea muy romantizada, tiene más de mito que de realidad.

Para iniciarnos en el duro camino de la medicina, la enfermería o cualquier otra profesión sanitaria, siempre debe existir un interés inicial por la ciencia, la biología y el ser humano, pero la verdadera vocación y empatía por el otro se desarrolla con el paso del tiempo.

Por supuesto, hay personas naturalmente más empáticas que gravitan hacia el cuidado del prójimo, pero no creo en esa idea de «vocación innata».

Un estudiante de bachiller no sabe lo que es la medicina. Se la imagina, y configura una idea en su cabeza en función de lo que ve en las series y lo que quizá le cuente algún familiar o amigo médico.

Es más, un estudiante de medicina no sabe lo que es la medicina. Conoce muy bien los apuntes, los libros, los modelos anatómicos, pero no sabe lo que es el campo de batalla diario. Todavía no.

Se ilusiona con el ambiente clínico que le espera, con pasear por el hospital, con las sesiones clínicas y con la adrenalina de atender una urgencia. Todos hemos pasado por ahí. Pero a menudo esa ilusión inicial choca de frente con la realidad de forma bastante cruel.

La medicina, en toda su complejidad, belleza y nobleza, se está topando con una seria amenaza que acabará con la ilusión y «vocación» inicial de muchos médicos presentes y futuros.

Esa grieta es un ambiente laboral inaguantable que drena al profesional y lo deja seco por completo. Vacío. La mayoría de las veces, la medicina no es saludable para quien la ejerce.

He visto a muchos compañeros requerir asistencia en una guardia por un ataque de pánico. Más de las que cabe esperar, y más de las que se ven en otras profesiones.

Las agresiones son cada vez más frecuentes, unas pocas físicas y muchas verbales. Los usuarios cada vez dan menos y demandan más. El respeto por la medicina y el médico se va diluyendo. Nuestra sociedad ha demostrado una y otra vez que se enaltece un día al colectivo sanitario y se lo pisotea al día siguiente.

Convivimos con errores médicos graves directamente relacionados con el cansancio físico y mental, que después nos llevamos a casa y que pesan como una losa durante toda la vida. A veces esos errores tienen solución. Otras veces no.

No es infrecuente ver amigos al borde del síncope que, tras veinticuatro horas de trabajo, tienen que meterse en el quirófano a operar para quedar bien con el jefe de servicio.

Son frecuentes las semanas laborales de más de ochenta horas. La mitad de las horas no son cotizadas al tratarse de guardias médicas.

Concatenación de dos, tres y cuatro guardias seguidas, lo que supone pasar más horas en el hospital que en casa durante una semana. Un día de trabajo, un día durmiendo y vuelta a pasar un día entero en el hospital. Y el ciclo se repite hasta que te replanteas qué has hecho con tu vida y cómo has acabado así.

Parejas de médicos que se ven, con suerte, uno o dos días a la semana entre las guardias y los salientes de unos y otros. Hijos atendidos casi en exclusiva por abuelos o cuidadores. Sistemas jerárquicos de poder que a veces harían palidecer al ejército de tierra, donde se normaliza el tratar mal y el mal trato hacia el «último en llegar», que deberá pasar por esa prueba de fuego para ganarse un hueco en ese ambiente laboral vomitivo. Subliminalmente están diciendo: «Si no superas esto, no mereces estar aquí». Tú, trabajador, cumplidor y capaz, pasas por el aro como has hecho siempre.

El principal problema es que normalizamos todas estas situaciones y actitudes. Como siempre ha sido así, «debe seguir siéndolo». A nadie se le pasa por la cabeza que se puede luchar por un entorno laboral y profesional más saludable para el paciente y profesional. Las generaciones médicas antiguas consideran a las nuevas débiles, frágiles y quejumbrosas. En su frustración por haber tenido que soportar todo eso, parece como si les fuera muy molesto que nosotros no queramos tener que hacerlo.

Parece como si fuera pecado querer mejorar un sistema que no funciona, que se desmorona desde dentro.

¿Por qué ocurre todo esto?

Por una compleja mezcla de factores. Una sociedad cada vez más medicalizada e hipocondriaca que busca atención médica a la primera de cambio, pero que deja de ir a las urgencias cuando España juega una final de fútbol o baloncesto.

Una sobreindicación de pruebas complementarias y analíticas motivada por la medicina defensiva (y por el punto anterior).

Sistemas de salud saturados y recursos siempre insuficientes, ya que la enfermedad crónica es un gigante que todo se lo come. Un gigante en constante crecimiento.

La inercia del pasado y la influencia de generaciones de médicos que todavía piensan que «las cosas deben ser así», y que, si no se sufre, no se aprende.

Si vamos a los datos, no dejan duda alguna de que esto debe cambiar. En una muestra de más de dos mil residentes y estudiantes de medicina, más de un 20 por ciento mostraban síntomas depresivos.[6] Todos los años, algún residente acaba por tomar la drástica decisión de acabar con su vida, y es bien conocido que la profesión médica tiene una incidencia de suicidio bastante superior a la población general.[7]

Muchos jóvenes médicos pierden la alegría y pasión por su noble trabajo pocos años después de empezar a trabajar, situación más dramática aún si recordamos los dolores por los que todo médico tiene que pasar para conseguir serlo. Dolores que empiezan en la tierna adolescencia y no acaban hasta casi una década después, al finalizar la residencia. Muchos se encuentran finalmente con un cruel pensamiento: ¿Tanto para esto?

Continúan con su profesión por inercia, por no «desperdiciar» un periodo formativo tan largo, por el rédito económico o por el «qué dirán si lo dejo». Pero en realidad están pidiendo a gritos salir de ahí. No pueden más. No en estas condiciones.

Y quien paga los platos rotos, además del profesional, es el paciente. Un médico en estado de estrés crónico, exudando cortisol por las pestañas, no tiene capacidad para tomar decisiones acertadas, actuará de forma mecánica y deshumanizada. En un médico sobrepasado no nace la empatía. Y sin empatía la medicina deja de ser medicina. En vez de mirarte a la cara, mirará el ordenador. Para ese médico, no eres una persona que necesita ayuda, sino alguien que perpetúa su sufrimiento y esclavitud. Un problema que hay que despachar. Medicina deshumanizada.

Si eres uno de esos profesionales que lo está pasando mal, y sientes que ir al hospital o al centro de salud, o meterte en el quirófano cada mañana es una losa que ya no puedes soportar, no eres el único. Pide ayuda ahora mismo, habla, comunícate. Podrías llegar a pensar que «esto no era para ti» o que, en realidad, esa mágica vocación que se supone que todos debemos tener no te llegó. Ahí comienzan las culpas, los remordimientos y los arrepentimientos, que no hacen sino empeorar el problema.

La única realidad es que el problema es sistémico, no personal. No es culpa tuya sentirte así. Trabajar treinta horas continuadas sin dormir no debería ser legal. Como tampoco debería serlo atender cuarenta pacientes en una mañana. La burocracia y la tecnocracia se han comido a la medicina, y los médicos han dejado de pensar para convertirse en ejecutores de protocolos, guías de práctica clínica y programas informáticos. Es más, al médico creativo se le suele castigar. Si haces las cosas diferentes, eres una amenaza.

El antídoto no está a la mano de todos, pero te recomendaría que priorices el cuidado de tu salud, tanto por ti como por tus pacientes. Eso puede llevar a ganar menos dinero o incluso tener menos «estatus», pero créeme que lo agradecerás. Si te toca elegir, no elijas solo una especialidad médica u hospital por el «estatus» o potencial de ingresos. Piensa en el ambiente de trabajo y la calidad de vida. Piensa en tu yo de cincuenta y cinco años y en las demandas familiares y personales. El estatus no te va a hacer feliz, poder irte al campo con tus hijos los fines de semana, sí.

La profesión sanitaria tiene bien interiorizada la dichosa idea judeocristiana de que sufrir para ayudar al prójimo está bien, y es incluso motivo de alabanza. El médico se convierte así en mártir, y se enorgullece de llegar a casa a las cuatro de la tarde después de treinta horas trabajadas, descansar una tarde y volver a comenzar cuando suena el despertador a las seis de la mañana al día siguiente. Y si dicha conducta de «superhéroe» es vista con buenos ojos por el jefe de servicio, que luchará por darte un puesto de trabajo al ver tan «nobles cualidades», mejor. Tu familia y amigos, por un lado, se escandalizan y, por otro, te aplauden tan honrosa disposición al trabajo.

La sociedad se encarga de reforzar lo inaceptable.

Esto, que es soportable en los primeros años de trabajo debido a la vitalidad, juventud y ganas de comernos el mundo, a que somos por lo general individuos muy motivados y disciplinados, pronto se convierte en una carga física y mental inaguantable, que choca de frente con cualquier tipo de vida personal, familiar y de gozo profesional.

Así que *Medice cura te ipsum*. Médico, cúrate a ti mismo. Prioriza el descanso. No hagas más guardias que las que te corresponden para pagar un coche nuevo. Cómprate una bicicleta. No permitas actitudes abusivas en tu entorno laboral. No vendas tu salud por una promesa de trabajo futura. Ejercítate a diario, o casi a diario. Si quieres o necesitas ganar más dinero, hay muchas formas diferentes de hacerlo sin dejar de ser médico o de ayudar a los demás, y más saludables. Eres profesional sanitario y tienes conocimientos específicos adquiridos durante décadas. Lo que tú sabes interesa a muchos y es valioso para el mercado. Y, sobre todo, no entres en la dinámica autodestructiva de comprar más-trabajar más-comprar más. Vive por debajo de tus posibilidades. No seas esclavo de tu trabajo. Lucha por tu libertad y disfruta de tu profesión. Por último, si nada de lo anterior funciona y decides cambiar de rumbo, hazlo sin mirar atrás. La vida es una, y actuar condicionado siempre por el qué dirán no es forma saludable de vivir.

Querido compañero o compañera, te deseo, ante todo, felicidad en tu camino.

20

El peligro encubierto de los fármacos para adelgazar

En los últimos años, la medicina y el arsenal farmacológico disponible han avanzado mucho. Cada vez tenemos moléculas que controlan mejor la presión arterial o la glucemia elevadas. Por ejemplo, si tienes diabetes tipo 2, es posible que tu endocrino te recete un tipo de fármaco que te permite eliminar el exceso de glucosa por la orina, mejorando mucho el control glucémico (los inhibidores del cotransportador sodio-glucosa tipo 2). Estos avances son siempre bienvenidos por la industria, por los profesionales y también por los pacientes.

En el ámbito de la obesidad, problema de salud (de origen psicosocial) que afecta solo en España a más del 20 por ciento de la población, la farmacología no siempre ha salido bien parada, y los fármacos que han visto la luz en las últimas décadas han acabado en desuso, en general por efectos secundarios no asumibles.

Un fármaco que permita adelgazar y que no tenga efectos secundarios siempre ha sido el sueño húmedo de la industria farmacéutica. Imagina que tus potenciales clientes superan el 20 por ciento de la población. Esos clientes, no solo utilizarán una vez el fármaco, sino que, dada la naturaleza crónica del

EL PELIGRO ENCUBIERTO DE LOS FÁRMACOS PARA ADELGAZAR   143

problema, lo tomarán, en el peor de los casos, durante meses y, en el mejor, durante varios años. Puede que décadas. Una de cada cinco personas podría consumir tu caro producto durante mucho tiempo, en nombre de la ciencia y en pos de un beneficio para la salud.

Redondo, ¿no?

Esos fármacos ya existen, y debo decir que son buenos fármacos. Se llaman análogos del receptor de GLP-1, y la mayoría son inyectables subcutáneos, aunque empiezan a salir en su versión oral. En el horizonte farmacológico de este grupo de moléculas tenemos algunas que ya amenazan con ser competencia directa de la cirugía bariátrica (por su gran efectividad en la pérdida de peso y aceptable perfil de efectos secundarios).

Dicha familia farmacológica no solo disminuye de manera considerable el peso y el porcentaje de grasa, sino que también mejora mucho el control glucémico. Por ello se prescriben para la diabetes tipo 2. De hecho, empezaron prescribiéndose para este grupo de pacientes.

¿Efectos secundarios? Tienen, como todos los fármacos, pero pocos y poco graves. Náuseas, vómitos o diarrea, fundamentalmente, que ocurren en la mayoría de los casos cuando no se hace un correcto uso del fármaco y una reeducación en torno al comer.

En cualquier caso, este capítulo no está destinado a hablar de los pormenores farmacológicos de estos medicamentos. Este capítulo pretende hacerte ver un problema que considero grave y que está asociado a muchos fármacos o intervenciones.

Ese problema se llama lugar o locus de control externo.

El locus de control es un término utilizado en psicología y hace referencia a la percepción que un sujeto tiene sobre

dónde (locus = lugar) se localizan las causas de los acontecimientos que ocurren en su día a día.

¿Por qué me ocurre lo que me ocurre?

Existen dos extremos del locus de control: externo o
interno.

Una persona con un locus de control principalmente
interno percibe lo que le ocurre como el resultado (predominante, no único) de sus propias acciones. Estas personas suelen tener mayor sensación de «control» sobre su vida. Son
personas que atribuyen mucho valor a la mejora personal, al
esfuerzo, al desarrollo de habilidades y a la autoexpansión en
todos los ámbitos. Se atribuyen sus éxitos, pero también asu-
men la responsabilidad de sus errores; tratan de aprender de
ellos y eso les hace avanzar más rápido en la vida.

Sin embargo, una persona con un locus de control externo
percibe los acontecimientos de su vida como resultado del
destino, del azar, de terceros, de la política o de elementos
ajenos a su voluntad. Estas personas tienen la sensación de que
lo que ocurre no tiene relación con el propio esfuerzo o dedicación, y, por lo tanto, que no merece la pena invertir en uno
mismo, puesto que poco se puede hacer para cambiar las cosas.

Dicha categorización dicotómica es un modelo teórico,
útil para el estudio y la comprensión del concepto, pero no
aplicable a cualquier situación o persona. Todos oscilamos
en nuestra vida entre situaciones donde el locus de control
es externo (mi padre está enfermo y no puedo cambiarlo;
tengo diabetes tipo 1; vivo en un país pobre) o es interno (si
estudio tengo más posibilidades de conseguir plaza en esa
oposición).

Sin embargo, las personas tendemos más a un extremo o
a otro.

Seguro que reconoces a personas que son más proclives a asumir las responsabilidades de sus acciones, que son más independientes y menos influenciables. Son autoeficaces, es decir, creen en su capacidad para afrontar situaciones difíciles y, en especial, tienen una sensación de control sobre lo que ocurre (más allá de que tengan o no el control real).

Por otro lado, estoy también seguro de que identificas a personas en tu entorno que suelen asumir un papel de víctimas y culpan de manera sistemática a las circunstancias, a los vecinos, a los compañeros de trabajo o a los políticos de sus pobres resultados en la vida. Que envidian la «buena suerte» de los que tienen éxito, y cuyo fracaso es culpa de la mala fortuna. Que no creen que el esfuerzo pueda cambiar su situación. Que viven «amenazados» por fuerzas opresoras que no les dejan florecer. Que caen a menudo en la indefensión aprendida, la amarga sensación de que nuestros actos no influyen en el resultado, y que, por lo tanto, no hay nada que se pueda hacer para modificarlo.

¿Qué tiene que ver todo este cuento con los fármacos antiobesidad?

Bastante.

Por supuesto, un solo elemento como un fármaco no cambiará la visión del mundo de una persona ni sus tendencias psicológicas, pero puede reforzar a aquella que ya tiene un locus de control externo.

La obesidad surge de una compleja interacción entre la biología de la persona y su entorno. En su desarrollo, la genética es importante, pero poco modificable. El ambiente o epigenética es modificable, y muy importante.

Su solución no es la cirugía bariátrica, ninguna dieta en concreto, y tampoco los fármacos antiobesidad, aunque todos

estos elementos pueden ayudar. Su solución es el cambio crónico de hábitos de vida, a menudo asociado a un cambio
extremo en el ambiente de esa persona (condición *sine quan
non* para la mayoría).

Aunque los fármacos «para perder peso» tienen su papel
y son muy útiles si se hace una buena selección de los candi-
datos, tienen también un peligro encubierto: los podemos
confundir con la solución.

Inconscientemente, delegamos el esfuerzo necesario para
cambiar nuestra situación en el fármaco (locus de control
externo). «Como estoy en tratamiento con esta nueva y
potente molécula, no es tan necesario como antes que salga
a hacer ejercicio una hora todos los días. Además, ¡estoy
perdiendo peso sin hacerlo!». Responsabilizo del resultado
a un elemento externo, al igual que lo hago con otras cosas
en la vida, solo que esta vez es un fármaco. A eso me refiero
con locus de control externo.

Si nos ceñimos a los resultados que ofrece la báscula, pare-
cería un triunfo. Conductualmente, es un fracaso en toda
regla. Y en la obesidad, es mucho más importante tu conducta
que lo que la báscula indique. Cambia tu conducta y obtendrás
resultados duraderos. Mira la báscula y verás una motivación
muy superficial.

Y ojo, esto no quiere decir que utilizar estos u otros fármacos sea incompatible con desarrollar de forma paralela
hábitos saludables y duraderos.

Me esfuerzo mucho en transmitir a mis pacientes que en
la obesidad ninguna de las opciones terapéuticas que ofrezco
en consulta es la solución a su problema, como sí podría serlo
el antibiótico correcto en una neumonía o en una cirugía tras
una fractura de cadera.

La única solución está en los hábitos, y cambiarlos cuesta tiempo, sudor y lágrimas.

Por lo tanto, aunque utilices herramientas que supongan un «empujón» o te saquen de una situación difícil, recuerda que en última instancia tu esfuerzo por mejorar los hábitos es lo primordial y más importante. Ningún fármaco o cirugía solucionará un problema de conducta. Solo puedes hacerlo tú. Y solo puedes hacerlo con inteligencia, esfuerzo y sacrificio. Porque una buena vida es una vida llena de esfuerzo y sacrificio, no una vida donde siempre un elemento externo nos saca las castañas del fuego, sean nuestros padres, el médico o la tecnología. Si aún no crees en esto y sigues esperando ese fármaco o solución fácil, la vida se encargará de demostrártelo de forma menos sutil y más directa que este capítulo.

21

¿Amplitud o hiperespecialización?

Nuestra sociedad adora a los grandes especialistas. No solo en medicina, sino en cualquier ámbito. Los hiperexpertos nos fascinan. Admiramos al gran cardiólogo, pero admiramos mucho más al superespecialista en las arritmias más raras. Si el neurólogo nos parece una eminencia, el epileptólogo tiene un caché aun superior.

Esto se pone de manifiesto, una vez más, cuando los futuros médicos especialistas van a elegir especialidad tras realizar la prueba de acceso al sistema de residencias médicas, el MIR en España. Las especialidades más demandadas, casi invariablemente, son las que permiten la hiperespecialización: oftalmología, dermatología o cirugía plástica. Sin embargo, especialidades mucho más transversales, como medicina de familia o medicina interna, son mucho menos «glamurosas» a la vista de los futuros galenos.

¿Por qué ocurre esto?

Nos han metido en la cabeza la idea de que es importante especializarse para ser el mejor o de los mejores en un ámbito concreto. Y esto, en parte, es cierto. Si tu habilidad es muy específica, tu valor de mercado aumenta porque hay muy pocas personas en el mundo que puedan dar solución a los problemas que tú manejas con soltura. Si eres el mejor operando patología hipofisaria, irán a buscarte allá donde estés. No necesitarás mucha publicidad. Tampoco tener redes sociales. Eres imprescindible en una sociedad donde la mayoría somos prescindibles e intercambiables, y eso es muy valioso.

Pero siendo ciertas estas ventajas, la superespecialización también tiene sus riesgos, y tampoco es el único camino para llegar a destacar o ser valioso en nuestra sociedad. Los superespecialistas a menudo se desconectan de la complejidad del ser humano. Piensan que tratan con grupos de neuronas, con tumores hipofisarios, con un corazón, unos riñones o un hígado. Pero la fisiología humana está totalmente integrada, y las diferentes partes funcionan en continua y bidireccional comunicación con el resto.

Un hiperespecialista suele llegar a ser, a la vez, un completo sabio y un absoluto ignorante. Puede conocer todos los detalles técnicos, moleculares o anatomopatológicos de los problemas que trata, pero desconocer los problemas por los que pasa la medicina, tener una cultura general empobrecida, o peor, no disponer de habilidades sociales mínimas para tratar bien a sus pacientes.

Un supercirujano puede ser un peligro en un servicio de urgencias, donde se le presentarán patologías médicas prevalentes y reconocibles, pero que no ve desde que las estudió en la carrera hace dos décadas. De igual forma y como es obvio, un médico con conocimientos generales de medicina no puede dar solución a problemas muy específicos como un glioblastoma.

De esta forma, un sistema sanitario gobernado por hiperespecialistas no es una buena idea a largo plazo.

La medicina, por lo tanto, necesita a los dos tipos de profesionales: el médico transversal y el gran especialista (y no estoy hablando de especialidades médicas). Pero, además, necesita que haya comunicación entre ambas partes. El eje coordinador de un buen sistema de salud es la medicina de familia. Los médicos de familia, que tan gran labor hacen, son la base, el sustento del sistema. Sin embargo, las condiciones de trabajo de estos son, por lo general, vergonzosas. Al igual que ocurre con los hábitos de vida, no ponemos énfasis en lo más importante, sino en lo más glamuroso (y rentable).

Más allá de la medicina, en el mundo del deporte ocurre lo mismo. Nos fascinan las historias como la de Tiger Woods, que empezó a jugar al golf con tres añitos para terminar convirtiéndose en la mayor leyenda que este deporte haya visto nunca debido a su dedicación obsesiva y unimodal. Cada cuatro años, disfrutamos de los juegos olímpicos y caemos rendidos ante la excelencia de los hiperespecialistas deportivos. Queremos ver al mejor del mundo en cada disciplina, porque en el fondo todos tenemos el deseo velado de ser reconocidos por lo que hacemos, y qué mayor reconocimiento que ser el mejor en tu área, mirar hacia abajo y ver al resto del mundo queriendo ocupar tu puesto. Cuando les aplaudimos, estamos aplaudiendo a una versión de nosotros mismos que nos gustaría ver manifestada.

En las últimas décadas aparecen otras disciplinas que luchan contra esta hiperespecialización. El CrossFit, por ejemplo, busca formar atletas completos en diferentes aptitudes deportivas. El objetivo es que puedan correr diez kilómetros en un tiempo razonable, subir a una cuerda de cinco metros, hacer movimientos gimnásticos en las anillas, pero también nadar o hacer una arrancada (levantamiento de halterofilia) con cien kilos. Un crossfitter nunca será mejor en halterofilia que un halterófilo ni tan rápido corriendo como un velocista, pero alcanzará en las diferentes modalidades un gran nivel de competitividad al que solo unos pocos pueden acceder, convirtiéndose en un especialista en la no especialización.

Transversalidad sobre especialización.

Como cuenta magistralmente David Epstein en su libro *Range*, Roger Federer, uno de los mejores tenistas del mundo, pasó muchas horas en su infancia y adolescencia practicando otros deportes como baloncesto, bádminton, natación, pingpong, esquí o incluso lucha. Eso mejoró mucho su capacidad atlética basal, su coordinación y las habilidades motoras que después aplicaría a fondo en el tenis, el deporte que más llenó su corazón. Lo mismo cuenta Michael Jordan: en su infancia y adolescencia curioseó en diferentes deportes, entre ellos el béisbol, y al final se enamoró del balón de baloncesto.

Al igual que la hiperespecialización tiene sus puntos positivos, el ser un generalista también los tiene. Y es que, cuando impregnas tu mente de ideas aparentemente muy separadas entre sí, empiezan a ocurrir cosas. Surgen conexiones. La creatividad se abre paso. Comienzan a surgir diferencias nunca vistas.

Es Steve Jobs uniendo el mundo del arte y la tecnología para dar nacimiento a algo diferente.

Es la mezcla de estilos musicales que hace grandes a muchos artistas contemporáneos.

Es el ingeniero al que también le gustaba mucho la biología y la medicina, y que termina diseñando un dispositivo biomédico que salva miles de vidas.

Es muy interesante analizar la vida de personas que han ganado un premio Nobel, el máximo galardón al que se puede aspirar dentro de un ámbito concreto. Cuando comparamos a un científico «Nobel» con el resto, los primeros son mucho más proclives a tener otras aficiones muy alejadas de su disciplina, como el cine, el teatro o la literatura. En muchas ocasiones, se han dedicado a otras cosas antes de especializarse en su área.

Los mejores profesores que tuve siempre hacían énfasis en la importancia de no saber solo de medicina. Intuitivamente o no, conocían la importancia de la amplitud.

Siempre me interesó la lectura, escribir, el deporte, la nutrición, la autoayuda, el alto rendimiento, la optimización de la salud, la tecnología, comunicar, contar historias y el emprendimiento. Estos intereses, después de muchos años y mientras estudiaba la carrera de Medicina, fraguaron en otra cosa: una carrera como divulgador y creador de contenido online, paralela a mi carrera como médico. Si no hubiera cultivado esos intereses a lo largo de mi vida, probablemente no estaría aquí. Si solo me hubiera ceñido a una cosa, no habría diferenciación. Sería del todo intercambiable. Prescindible.

La paradoja es que, los generalistas, conectando diferentes áreas entre sí, muchas veces terminan siendo especialistas, al dar vida a algo que antes no existía, ya sea una red social, un programa informático, una nueva terapia o un deporte novedoso.

No te conozco, pero seas quien seas, tienes algo diferente que aportar al mundo. Algo que el mundo está ansioso por descubrir. No tiene por qué ser un hallazgo científico ni un best seller. Encuentra esas diferencias y haznos el regalo. Deja tu aportación.

Esfuérzate por andar diferentes caminos, sobre todo si eres joven. Descubre qué te gusta, qué odias, por qué cosa te levantarías mañana temprano y sin despertador. El mundo necesita especialistas y generalistas. Y los mayores avances en cualquier ámbito suelen surgir de la potencial conexión de áreas muy alejadas entre sí.

Puedes pensar que este capítulo no tiene nada que ver con consejos para mejorar tu salud. Si eres de los que piensa lo contrario, enhorabuena, estás entendiendo el mensaje del libro.

22

Lo que la enfermedad me ha enseñado. Una maestra muy dura

El 15 de junio de 2015 nos cambió la vida a peor. Mi madre llevaba varios meses encontrándose mal, algo poco habitual en ella. Nunca fue una mujer dada a quejarse y tenía una capacidad de aguante increíble, algo que a veces no es positivo. La analítica mostraba algunas alteraciones leves en el hemograma, pero nada concluyente. No terminaba de mejorar, cada vez se encontraba más débil y tras varias consultas al especialista, le solicitaron una biopsia de médula ósea. Días después, yo estaba en el gimnasio, recuerdo con exactitud dónde y qué ejercicio hacía, cuando recibí el mensaje de mi padre. Aquel mensaje, del todo inesperado, cambiaría nuestro mundo para siempre.

> Nos acaban de dar los resultados. Tu madre tiene leucemia.
> ¿Crees que será muy grave?

Estaba preparándome para cursar el último año del grado de Medicina, así que ya había estudiado hematología y conocía lo que era una leucemia mieloide aguda. También recordaba con claridad el porcentaje de pacientes que estadísticamente sobreviven a los cinco años del diagnóstico.

Menos de la mitad.

Cuando el fenotipo de la enfermedad es de alto riesgo debido a que hay mutaciones específicas, como era el caso de mi madre, la supervivencia es aún menor.

En ese momento comprendí, aunque no acepté, que las probabilidades de que la vida de mi madre acabara antes de tiempo eran muy altas. Treinta minutos antes no existía en mi cabeza nada de todo aquello, y solo pensaba en el número de series que me quedaban por completar. No es algo fácil de encajar con veintidós años, y mucho menos con los dieciséis que tenía mi hermana en aquel entonces.

Un médico nunca vive este tipo de experiencias de la misma forma que el resto, y a veces conocer solo amplía el dolor.

Si la noticia fue difícil, mucho más difíciles fueron los años que nos esperaban. Siete hasta el desenlace, en concreto.

Durante esos años conocimos de primera mano la máxima incertidumbre. La ansiedad extrema. El miedo a las recaídas, que ocurrieron hasta en cuatro ocasiones, siempre cuando comenzábamos a tener esperanza en una posible curación. Las noches interminables en el hospital llevando mascarilla mucho antes de que el mundo se la pusiera. Dormir en un sillón sentado, o hecho un ovillo en el suelo, cogiéndole la mano. Los más de diez ingresos, que nunca duraban días y siempre duraban semanas. Las Navidades en una habitación de hospital. Las muchas quimios. Las pelucas. Los quiero y no puedo. Los planes de viajes que hacíamos, a veces con plena intención de hacerlos, otras con la única idea de ilusionarnos para poder seguir adelante. Las «últimas veces», que se clavaban como un puñal en el corazón. El último cumpleaños. El último paseo por la playa. El último espeto de sardinas.

El ver como tu único amor incondicional quiere vivir con todas sus fuerzas, pero se le va apagando la vida.

Que conste que esta historia no es diferente a la que estáis viviendo muchos de vosotros ahora mismo. Un drama personal y familiar más en torno al cáncer. Ni el primero, ni el último. Desde aquí te envío toda la fuerza de la que dispongo si estás leyendo esto y te toca vivir algo parecido.

Si dedico un capítulo de este libro a hablar de ello no solo es por buscar desahogo en un momento de duelo muy duro para mí, que también. Ya te conté que escribir tiene poder terapéutico. Lo hago porque la enfermedad tiene mucho que enseñarnos, y a veces es el acicate más poderoso para cuidar de nuestra salud.

Mi madre fue una persona que cuidaba de su salud de forma activa. Disfrutaba mucho del ejercicio físico, era muy activa y no tenía grandes factores de riesgo. No tomaba ningún fármaco. No fumaba y tampoco bebía más allá de la cerveza ocasional cuando salíamos a comer fuera. Era una persona alegre, inocente y, sobre todo, con muchas ganas. Ganas de hacer cosas nuevas. Ganas de aprender. Ganas de mejorar. En ese sentido me identifico mucho con la mujer que me dio la vida.

Nada nos hacía sospechar que pudiera enfermar de esa forma con cuarenta y cinco años. Como casi siempre que algo así sucede, no lo vimos venir. Esto no fue un cáncer de pulmón en un gran fumador o un infarto de miocardio en una persona con obesidad.

¿Por qué apareció entonces la enfermedad? ¿Por qué una segunda neoplasia hematológica en la familia?

No lo sabemos. Nunca lo sabremos. Y eso añade una capa de dolor, incertidumbre e impotencia. Cuántas más preguntas, más dolor.

La actitud que toman muchos ante la crueldad de la naturaleza es la del *carpe diem* llevado al extremo. Como en cualquier momento voy a irme, viviré el presente sin preocuparme por el futuro, y haré aquello que me produzca placer. Para qué dejar de fumar, si hay personas que no fuman y tienen cáncer. Para qué dejar de beber, si los abstemios también acaban en el cementerio.

Otros, se refugian en explicaciones alternativas y poco científicas, como pensar que el origen de cualquier enfermedad es emocional y surge de conflictos internos pasados. A veces duele menos creer algo irracional que no tener nada en lo que creer.

Mi perspectiva es diferente. Con la salud, estamos continuamente jugando a una lotería en la que cada acción cuenta y tiene un impacto positivo o negativo. Todos llevamos a cabo acciones que suman y acciones que restan a nuestra salud, sin excepción. Estas acciones, las que dependen de nosotros, interactúan una y otra vez con nuestro ambiente y nuestra genética y, sí, también con el azar.

¿El resultado? Es difícil, cuando no imposible, predecir si alguien va o no va a enfermar, entendiendo por enfermar la aparición de un problema de salud grave que amenaza la vida a corto o medio plazo. No conocemos aún lo suficiente cuáles son todos los factores de riesgo (y protectores) de la mayoría de las enfermedades graves.

Si acumulas acciones positivas a lo largo de tu vida, las probabilidades de enfermar son mucho menores, pero nunca alcanzarás el riesgo cero. Si acumulas acciones negativas, por voluntad propia, inercia o inconsciencia, tu riesgo de enfermar será elevado, pero aun así todavía puedes salvarte y morir «de viejo».

Esta injusta incertidumbre es muy dolorosa, pero no debería ser justificación para bajar los brazos y vivir una vida de hedonismo desenfrenado. Tal vida casi nunca es satisfactoria a largo plazo, aunque cada cual puede vivir como mejor considere. Prefiero ver a la enfermedad como un estímulo. Aunque en cualquier momento puedan poner el dedo sobre tu cabeza y decirte: «Te ha tocado», merece la pena esforzarnos por tener la mejor salud que cada uno de nosotros pueda tener.

¿Por qué?

La mayoría de las enfermedades crónicas y las que más vidas cuestan son, en efecto, prevenibles, y dependen parcial o totalmente de nuestros hábitos de vida. El que unas pocas no lo sean (o no sepamos cómo se previenen) no debe ser justificación para rendirnos. Tomar el control de tu vida y tu salud siempre te pondrá en una mejor posición (y más saludable) que esperar a que la diosa fortuna decida mientras huyes del dolor y buscas el placer.

No olvides que somos seres sociales y que hacemos lo que vemos. Que tú te cuides se lo facilita a quien está a tu lado, y viceversa. Todos influimos de alguna forma en las personas, y tu conducta, sin darte cuenta, puede iniciar un cambio importante en la vida de otro individuo.

Existe aún otra razón más importante: huir de la indefensión aprendida. Vivir como si no tuviéramos control sobre lo que nos pasa es descorazonador, y empeora muchos índices de salud. Sí, somos monos estupefactos dando vueltas por un planeta sin saber muy bien por qué, pero actuemos como si lo supiéramos. Aunque existen muchos elementos importantes de la vida que escapan por completo a nuestro control, como el que se describe en este capítulo, prefiero centrarme, casi de manera obsesiva, en aquello que sí puedo controlar.

Y mis hábitos los puedo controlar. Aunque en el fondo de mi mente sé con claridad que muchas cosas escapan a mi influencia, en el primer plano me centro en aquellas sobre las que sí influyo. Y eso me alivia. Quizá también te ocurra a ti. O quizá prefieras rendirte al caos y la incertidumbre, no lo sé.

¿Y cuando, pese al esfuerzo, llega la derrota? Entonces tienes que aceptar lo inaceptable. Dejar que la enfermedad, esa cruel profesora, te enseñe lo que tiene que enseñarte.

La enfermedad te enseñará lo que es la aceptación profunda. Cuando aceptas plenamente algo que origina mucho sufrimiento pero no puedes modificar, el dolor se reduce de manera considerable. Resistirte mentalmente al hecho en cuestión solo origina capas adicionales de dolor. Preguntarte con frecuencia «por qué a mí» solo añade amargura.

La enfermedad te enseñará a valorar de verdad el presente. Los que se han acercado alguna vez a la muerte entienden de verdad el valor de la vida. Comprenden lo valioso que es darse un paseo por la playa, cenar con tu pareja un día cualquiera o acompañar a tu hijo al colegio.

La enfermedad te enseñará que los detalles sin importancia son los más importantes. El último mensaje de WhatsApp de mi madre fue de hace apenas dos meses de la redacción de estas líneas. En él me decía que me pasara a recoger un túper de casa que había preparado para mí. No sabes lo que daría por poder volver a recibir un mensaje así de su parte. No sabes la suerte que tienes si todavía recibes una llamada en el móvil en la que pone: «Mamá».

La enfermedad abrirá una dimensión espiritual en ti o la intensificará. Esto ocurrirá seas o no creyente, pues no tiene nada que ver con la religión. Y ocurrirá incluso si previamente has rechazado todo lo espiritual. La enfermedad te ayudará a relativizar el resto de los problemas cotidianos. Te enfadarás con menor frecuencia e intensidad por haber perdido el autobús, o cuando un examen te haya salido peor de lo que esperabas.

La enfermedad te hará conocer a otras personas que comparten un dolor tan o más profundo que el tuyo. No estás solo y el dolor es una experiencia inherente a la vida. Es el gran igualador.

La enfermedad te hará más empático con los demás, y en ese sentido te hará mejor persona.

Estas son algunas de las valiosas lecciones que te podrá enseñar la enfermedad, o cualquier otra tragedia injusta e inesperada.

Aprovéchalas.

23

Adicción: el primer enemigo de la salud

La adicción tiene muchas caras, y podría tener la tuya. La mayoría de nosotros exhibimos en nuestra vida tendencias y comportamientos adictivos. ¿Te incomoda esta afirmación? Sigue leyendo.

Solemos entender la adicción en el contexto de las drogas de abuso, pero es un término que va muchísimo más allá. Entender el funcionamiento de este enemigo de la salud es muy positivo, pues nos capacita para limitar su influencia sobre nosotros.

Como sabes, la adicción en su versión más extrema es capaz de destruir vidas y familias enteras. Seguro que, por desgracia, te viene a la cabeza algún caso. Dichos ejemplos suelen girar en torno a sustancias como la cocaína o la heroína, pero no necesariamente: podemos ser adictos a casi todo.

En su versión más cotidiana, la adicción será en nuestra vida un elemento más al que, pese a estar ahí a diario, no le damos demasiada importancia. Es como un parásito con el que has aprendido a convivir. Te va drenando y lo permites, porque tampoco parece una gran amenaza. Y llega un día en que acabas olvidando que el parásito es parte de ti.

Aunque existe una base neurocientífica muy compleja que explica los comportamientos adictivos, no entraremos en tales detalles poco prácticos para la finalidad de la obra. Para entender a este hermano pérfido del hábito, basta con analizar tu conducta con detenimiento.

Todo el mundo puede ser adicto, aunque existe, como casi siempre, una susceptibilidad biológica a tal cosa. Por ello, dos personas criadas en ámbitos muy similares pueden tener un riesgo diferente de caer en una adicción determinada. Conocer esa oscura tendencia natural que muchos poseemos es el primer mecanismo de seguridad para no caer en ella.

Sin embargo, si miramos de cerca, cualquier adicción, grave o leve, tiene una serie de componentes que están presentes casi siempre. El más constante es el malestar o negatividad. La adicción se gesta, casi siempre, en el contexto de dicho malestar, sutil o intenso.

Malestar por no encajar en el grupo.

Malestar por ser introvertido y no poder relacionarme como a mí me gustaría.

Malestar por no llegar a fin de mes.

Malestar por una homosexualidad encubierta.

Malestar por considerar que no estoy cuidando de mi familia como debería.

Malestar por un entorno laboral tóxico.

Malestar porque no siento lo mismo por mi mujer, pero no sé cómo decírselo.

Malestar por un hijo que se desvía del camino.

Malestar por no entender quién soy.

Hay tantas causas de malestar como personas.

En nuestra vida existe una balanza. En un extremo se sitúa una piedra llamada «malestar». A veces pesa un kilo y a veces pesa una tonelada. Siempre pesa algo, aunque sea unos pocos gramos causados por aburrimiento o inquietud.

Nuestra tendencia natural es equilibrar dicha balanza con el segundo elemento siempre constante en cualquier adicción: conductas o sustancias reforzantes. Podemos llamarlos calmantes.

Estas conductas o sustancias añaden equilibrio a la pesada carga que supone el malestar, y suelen ser proporcionales al peso de la piedra. Si solo me siento mal porque mi equipo de fútbol ha perdido en la final del Mundial, quizá la conducta reforzante sea comer una pizza con los amigos (nada del otro mundo). Pero si he perdido un hijo, el riesgo de virar hacia conductas más destructivas como beber alcohol a diario se incrementa en varios órdenes de magnitud.

Por lo tanto, cualquier adicción tiene un componente de malestar y una conducta reforzante que nos permite escapar, evitar u olvidarnos de ese malestar. Tendemos hacia ese equilibrio, a veces difícil de alcanzar. Pregúntate a diario qué cosas haces para no sentir dolor o sentirlo menos. Nadie escapa de esto.

Repito, a veces el malestar es tan cotidiano como que estamos aburridos o inquietos, y la conducta reforzante tan «normalizada» es coger el móvil y hacer *scroll* por TikTok.

Por ello, como decía al comienzo, la adicción tiene mil caras y suele pasarse por alto. Puedes ser adicto a personas, situaciones, redes sociales, alimentos, ideas, sensaciones, moléculas, conductas o perfumes.

A casi todo.

Pero el elemento común que debes buscar es el alivio o refuerzo que ese elemento genera en ti y que hará que vuelvas a exponerte en el futuro a esa misma cosa, reforzando las autopistas neuronales que dan soporte a tu adicción. Si te ha ayudado a mitigar por algún tiempo el malestar, volverás a por más.

En neurociencia existe un concepto muy interesante y es que las neuronas que se activan juntas terminan formando redes neuronales conectadas (circuitos) que se refuerzan con cada activación de dicho circuito específico (*neurons that fire together, wire together*). Esta es la justificación biológica de cualquier hábito, pero también de cualquier adicción y cambio comportamental.

Tu cerebro es una máquina muy eficiente buscando aquellos elementos reforzantes que aliviaron tu malestar en el pasado, y haciéndote sentir una necesidad irrefrenable de exponerte a ellos, ya sea la cerveza del medio día, el cigarrillo cuando estás nervioso o irte directo a PornHub cuando has tenido un mal día.

A todos nos calman cosas diferentes, y a todos nos calman las mismas cosas.

Aterrizando en el ámbito de la salud, la adicción es su enemiga número uno. Todos tenemos tendencias adictivas que menoscaban nuestra salud. El ser humano busca incansable, incesante e invariablemente el placer, y huye del dolor. Además, como hemos visto, tiende a compensar el dolor con el placer.

Uno de los elementos compensadores más a mano, más aceptado a nivel social y más disfrazado de necesidad es la comida. La comida es el analgésico emocional más popular, y también uno de los que más vidas se lleva (es irónico que una necesidad básica nos acabe matando). Recuerda que la obesidad y las enfermedades metabólicas asociadas, como la diabetes tipo 2, son las grandes contribuyentes a la enfermedad cardiovascular, asesina número uno en Occidente. Sobra decir que están estrechamente relacionadas con cómo nos alimentamos.

La famosa «hambre emocional» no hace sino alusión al concepto que estamos explicando. La comida es un elemento muy reforzante, al alcance de la mayoría, presente en todos nuestros hogares, y permite un oasis de placer entre tanto caos. Este es el comienzo de muchos problemas graves de salud. El problema reside en que el cambio de hábitos es muy difícil, a veces una tarea «sisifoica» cuando la piedra del malestar pesa mucho. En un contexto de ansiedad y estrés, es muy difícil no echar mano de la galleta de chocolate en los momentos de soledad nocturnos, mientras vemos cualquier serie que nos permita no pensar demasiado. El resistirnos a esa galleta genera en sí mismo malestar, y recordemos que nadie quiere sufrir.

Es también muy difícil que una persona que odia su trabajo (ocho horas diarias de malestar de bajo grado) vaya a querer emplear, en sus pocas horas de ocio vespertinas, sesenta minutos en añadir otra fuente de malestar a corto plazo como el ejercicio físico. Estaría «nadando contracorriente» y desequilibrando aún más esa balanza. Algo poco común.

Para algunos afortunados, el ejercicio es fuente de otros elementos que rápidamente pasan a ser reforzantes: amistades y contacto social, una mejora en el físico y en la autoestima, una identidad deseada, mejor salud mental y menos ansiedad, etc. Esos afortunados tienen muchas más posibilidades de incorporar en su rutina el ejercicio físico, que ya no es fuente de malestar, sino elemento reforzante equilibrador de la balanza (calmante). El problema se ha convertido en la solución.

De esto se deriva que el cambio de hábitos requiere ser consciente de estas conductas adictivas, a menudo inconscientes. Si te escondes en la comida, se consciente de ello y piensa en las consecuencias negativas a corto (malestar psicológico), medio (empeoramiento estético) y largo plazo (consecuencias para tu salud) de dicha práctica.

De forma opuesta, cuando te enfrentes al desafío de incorporar un hábito positivo pero incómodo en tu vida, véase el ejercicio físico, puedes ver dicha incomodidad temporal como la moneda con la que pagas los seguros beneficios futuros. Cuando sufro en un entrenamiento de CrossFit, trato de recordarme a mí mismo que esos diez o quince minutos de intenso malestar van a hacer mi día mucho mejor. Ese sufrimiento «innecesario» de corta duración marca toda la diferencia y es el precio por un día y una vida mejor, amén de actuar de elemento separador respecto de todas aquellas personas que no consiguen incorporar esa incomodidad beneficiosa a su vida.

Otro consejo para evitar el yugo de las conductas adictivas es buscar elementos reforzantes menos dañinos para tu salud. Ante el estrés, podemos echar mano del bizcocho relleno de crema, del cigarro, o podemos darnos un paseo por la playa o la montaña. Puede que ambas conductas sean reforzantes, pero solo una tendrá un impacto positivo sobre la salud.

Hacerse «adicto» a cosas como comer bien o practicar ejercicio físico intenso es muy difícil para la mayoría, precisamente porque estas conductas son poco reforzantes a corto plazo (precisan esfuerzo, disciplina y sacrificio). El brócoli casi nunca es un elemento reforzante. Pero sí podemos desarrollar hábitos sólidos en torno a estas conductas para que, con el tiempo e interés compuesto, el esfuerzo de ponerlas en marcha sea cada vez menor.

Como conclusión, sé muy consciente de la balanza malestar-placer en tu vida y, en especial, de las conductas inconscientes que realizas para equilibrar dicha balanza. Hacerlas conscientes es muy importante. Cuando una conducta saludable implique malestar a corto plazo, no pierdas de vista el placer que te proporcionará un poco más adelante. Difiere la recompensa. Optimizar tu salud y prevenir la enfermedad tiene mucho que ver con esto: ser capaz de retrasar recompensas. Y esos beneficios van llegando como agua de mayo.

Pronto, van equilibrando tu balanza, van añadiendo placer, satisfacción y elementos positivos a ella, de manera que te dan margen para poder llevar a cabo conductas necesarias, pero «incómodas», que a su vez tendrán un impacto positivo futuro que repercutirá en beneficios, cerrando un círculo virtuoso muy potente.

24

La hiperconexión y el qué dirán te están haciendo daño

En cualquier concierto o evento multitudinario verás a más de la mitad de los asistentes disfrutando del espectáculo a través de la pantalla de su teléfono móvil mientras graban o comparten lo que sucede. Dichas grabaciones, en muchos casos, jamás serán vistas de nuevo, y en el acto de grabar dejamos ir el momento presente que tantos meses llevamos esperando. Mientras te preocupas por enfocar y encuadrar, estás obviando a tus amigos, familiares y pareja, que hacen lo mismo con sus dispositivos.

Este ejemplo y otros muchos sobre el uso que le damos a la tecnología nos recuerdan varios hechos:

Nos importa más que vean lo que hacemos que el verlo nosotros mismos.

Nuestra experiencia vital parece no tener el mismo sentido si no es compartida con terceros. O al menos así nos lo han hecho creer. Y nos lo hemos creído.

En la mayoría de los casos, la tecnología nos utiliza a nosotros, no al revés.

Tenemos un deseo irrefrenable de validación. Somos adictos a las *views*, likes y corazoncitos. Queremos palmaditas en el hombro virtuales. Y las queremos ansiosamente. Necesitamos pertenecer a la tribu, y la tribu hoy es digital.

La hiperestimulación moderna, en todas sus vertientes, está mermando nuestra salud de formas que solo empezamos a comprender. Muchos pediatras alertan ya de los peligros del uso de pantallas en niños menores de tres años. Se trata de un experimento social a gran escala cuyos resultados veremos en las próximas décadas, cuando esos niños sean adolescentes y tengan que enfrentarse al tedio de la vida cotidiana real. Como no se ingieren, se inhalan ni se tocan, no prestamos suficiente atención a esas drogas digitales. Pero no dejan de ser elementos que afectan de manera considerable a nuestro neurodesarrollo, fisiología e incluso metabolismo.

La hiperestimulación continua dificulta mucho la habilidad más importante: la concentración. Concentrarse es clave para cualquier cosa que merezca la pena en la vida. El éxito académico y profesional no existe sin concentración. Para escuchar a un paciente, debes concentrarte. Para atender a tu pareja, debes concentrarte. Para aprender algo nuevo, debes concentrarte. Para desarrollar habilidades, debes concentrarte. Y el mercado laboral te quiere por dos cosas: lo que sabes (conocimiento) y lo que puedes hacer con lo que sabes (habilidades).

La prevalencia en alza de los déficits de atención clínicos no es mera casualidad. Nuestra genética, una vez más, no ha cambiado. Ha cambiado nuestra cultura, nuestra sociedad y nuestra tecnología.

Tecnología que, una vez más, aprovecha vulnerabilidades inherentes al ser humano, como la necesidad de validación y conexión, para potenciar su uso y volvernos esclavos de ella.

La hiperestimulación no es algo circunscrito a la tecnología y las redes sociales ni mucho menos. Es un problema ubicuo. La comida ultraprocesada que llena nuestras neveras y despensas es hiperestimulante. No solo al paladar, también a la vista y al olfato. Muchos de estos productos incluso utilizan ese componente como herramienta de marketing, y por eso cuando «haces pop ya no hay stop».

En el ámbito nutricional y volviendo a los críos, crecer cenando salchichas rellenas de queso y pollo frito junto a una suculenta guarnición de patatas fritas con kétchup tiene un efecto secundario al que prestamos poca atención. El niño difícilmente puede sentirse atraído por el comedido sabor del pollo a la plancha o de una manzana. Esto ocurre porque nos adaptamos a un nivel de estimulación sensorial determinado y nos desensibilizamos a estímulos que queden por debajo de ese umbral de estimulación.

Es un mecanismo transversal, no específico. Ocurre en todas las áreas de la vida.

Muchas parejas están empezando a tener problemas en la cama porque se han «acostumbrado» al uso de juguetes sexuales en todo momento, y la estimulación conseguida cuando no se utilizan «ya no es suficiente para una experiencia satisfactoria».

No somos muy diferentes al drogadicto que necesita dosis cada vez mayores de su veneno. Es una diferencia de magnitud de consecuencias y de tipo de estímulo, no de concepto.

El hecho de que los formatos de vídeo corto o plataformas como TikTok estén subiendo como la espuma no atiende sino a estos cambios culturales y en nuestro patrón de consumo. También a que este tipo de contenido rápido permitirá realizar gran número de impactos publicitarios en poco tiempo, y esto a las grandes marcas les interesa mucho. Y a las plataformas digitales les interesa que las grandes marcas quieran patrocinarse en ellas, previo pago. Y a los creadores de contenido, más de lo mismo. Negocio redondo.

Cada vez leemos menos, porque leer es ya demasiado aburrido y supone un esfuerzo cognitivo mantenido. Hasta yo mismo he decidido escribir este libro en formato «capítulos cortos» previendo justo esto. Que el ritmo de lectura sea ágil y rápido, y los párrafos sean cortos no es casualidad. Y si ya has leído hasta aquí, tu capacidad atencional es superior a la media. Enhorabuena.

Si vamos de viaje, necesitamos ver treinta y siete monumentos diferentes el mismo día, porque si no, tenemos la sensación de que no lo estamos aprovechando. Eso sí, a la que nos toca hacer una cola de quince minutos para visitar la catedral, nos ponemos inquietos y sacamos el móvil o el cigarrillo.

Entrar en un gran centro comercial o pasear por el centro de una gran capital de noche es una oda a la estimulación. No sabes dónde fijar los ojos porque todo parece diseñado para captar tu atención.

En el ámbito de las relaciones personales, cada vez es más difícil encontrar parejas que duren más allá de unos meses. Una relación sólida a largo plazo puede ser aburrida por momentos, y no toleramos el aburrimiento. Preferimos el dolor al aburrimiento.

En definitiva: contenido rápido, relaciones rápidas, estimulación por todos lados y una desconexión total de nosotros mismos. El resultado es bastante amargo. Poco a poco perdemos el gusto por experiencias cotidianas normales. Saltamos de la euforia al hastío absoluto. Pasamos por la vida sin saborearla. Huimos de modo compulsivo del aburrimiento. Hay un malestar perpetuo de trasfondo. No nos conocemos a nosotros mismos. No conectamos con el ahora.

¿Por qué estoy deprimido? ¿Por qué tengo ansiedad? Nos preguntamos.

Y esto, sin duda, empeora nuestra salud y nuestra calidad de vida.

La solución pasa por volver a exponerte cada vez más a estímulos normales y evitar los supernormales (se llaman así). Por valorar el esfuerzo, el progreso, el camino. Por aburrirte de vez en cuando. Por empezar un libro y terminarlo, aunque te aburra. Por sentarte a meditar quince minutos en vez de pasarlos viendo vídeos cortos. Por no hacer nada y ser consciente de que tienes aversión a no hacer nada. De que te produce ansiedad no hacer nada. De que te sientes mal porque eres adicto a la actividad compulsiva. Ese es el primer paso: tomar conciencia de ese malestar. Quédate con él un rato, y verás como poco a poco se va disolviendo para dejar lugar a una extraña sensación de paz.

Mejorar tu vida y tu salud es aburrido. A veces supone hacer un gran número de repetitivas, incómodas y aburridas sentadillas. Otras veces supone comer algo que a tu paladar le sabe a suela de zapato, mientras tus compañeros o familia comen esa pizza barbacoa que hace que se te salten las lágrimas, humectada con tu cerveza favorita. Supone priorizar dormir antes que salir de fiesta. Supone decir que no al consumo de sustancias peligrosas pero socialmente aceptadas.

En otras ocasiones supone sentarte durante diez horas al día en un escritorio estudiando temas aburridos para conseguir aprobar unas oposiciones. En el caso de la preparatoria del examen MIR, algunos días cercanos al examen pasaba catorce horas apoyando los codos sobre la mesa. ¿Me gustaba? Por supuesto que no. A veces tenía náuseas o ganas de llorar porque no podía estar ni un minuto más sentado. Pero entendí que ese dolor momentáneo y pasajero era el precio que debía pagar por ser médico en la especialidad que quería, en el hospital que quería. Pagar un precio alto durante un periodo de tiempo corto y tener la satisfacción de haber conseguido el objetivo el resto de mi vida. La batalla durará poco, pero el resultado es eterno.

Sin ese esfuerzo académico aburrido y agonizante, probablemente no existiría este libro ni el canal de YouTube Dr. Borja Bandera, ya que la estabilidad laboral que me dio el trabajar como médico residente me permitió invertir en ese sueño incierto de dedicarme a la divulgación.

El esfuerzo, aunque a veces aburrido, siempre es fértil. Traerá consecuencias positivas a tu vida. Algunas veces el propio esfuerzo es el beneficio, puesto que adquirirás la resiliencia y la capacidad necesarias para volver a esforzarte en el futuro cuando la situación lo requiera.

Cuanto más sobreestimulada esté la sociedad, más te costará el aburrirte para mejorar tu salud. Recuerda, una vez más, que somos animales sociales, y que hacemos y normalizamos lo que vemos. Por lo tanto, toca ser un salmón nadando contracorriente.

La paradoja es que, a largo plazo, sentirás tal satisfacción que desearás haber empezado a aburrirte antes. Entonces, lo aburrido será divertido, y tú serás un raro individuo al que pocos entenderán. Sonreirás en silencio, satisfecho por la vida que estás creando y la historia que estás escribiendo.

25

Sobrealimentados y malnutridos

El ser humano cada vez se muere menos y se mata más. En esa frase hay una buena y una mala noticia.

Por primera vez en la historia de la humanidad y desde hace relativamente pocos años, mueren más personas a consecuencia del exceso de comida que por su escasez. ¿Cómo puede el ser humano, que ha puesto aviones en el cielo y los pies en la Luna, no ser capaz de prevenir enfermedades del todo prevenibles que dependen de lo que hacemos cada día? ¿Preferimos morir o enfermar a modificar nuestra conducta? ¿De verdad merecemos llamarnos *Homo sapiens*? ¿Son realmente prevenibles las enfermedades si no las logramos prevenir?

¿Cómo es posible que algo que necesitamos para existir, la comida, nos esté matando? La respuesta es compleja y aludir a que «no tenemos fuerza de voluntad» o «somos débiles» no es más que un reduccionismo extremo. Culpar al individuo no solo no solucionará el problema, la mayoría de las veces lo empeorará. Pasarnos al otro extremo y eximir de responsabilidad individual también lo empeorará.

Veamos cuáles son los principales factores implicados en la construcción de una sociedad sobrealimentada que empobrece su salud día a día.

El primero y más evidente es un cambio radical en nuestro ambiente. Nuestra biología no es muy diferente a la de un antepasado nuestro que viviera en la época renacentista, o viajando mucho más atrás en el tiempo, en Mesopotamia. Lo que ha cambiado es el ambiente en el que desarrollamos nuestra vida. Ojo, no digo que el cambio haya sido íntegramente negativo: tenemos muchos motivos para dar las gracias cada mañana. Vivimos en un mundo más seguro, más limpio, más rico y con más oportunidades. Pero, sin duda, han ocurrido cambios que están afectando de forma negativa a nuestra salud.

Como ya te has dado cuenta, tu cerebro está cableado no para hacerte feliz, sino para maximizar tus posibilidades de supervivencia en tu entorno concreto. Uno de los factores que a lo largo de nuestra evolución más ha condicionado nuestra posibilidad de sobrevivir es la disponibilidad energética. Es decir, si teníamos calorías que echarnos a la boca, viniesen de donde viniesen, o no las teníamos.

Durante nuestra larga época de cazadores-recolectores hemos tenido dietas muy diferentes. Hemos cazado animales. Hemos comido raíces, tubérculos, miel, frutas, e incluso se han encontrado restos de cereales en los dientes fósiles de cazadores-recolectores que vivieron mucho antes de la aparición de la agricultura. Sin embargo, la disponibilidad de alimento y energía siempre fue baja-moderada. La comida cumplía solo la función a la que está destinada: nutrirnos; aportar la energía y los macro y micronutrientes que permiten el desarrollo de los procesos celulares, y, por lo tanto, de la vida. El exceso de energía ha sido siempre un raro fenómeno en nuestra evolución.

La agricultura y la industrialización han modificado por completo el papel que la comida tiene en nuestra sociedad. El excedente alimentario ha ido incrementándose conforme pasaban las décadas, y la disponibilidad alimentaria que tenemos hoy es la más alta de nuestra historia como especie. Hoy podemos hacer aparecer sobre la mesa un suculento plato de más de 2.000 calorías en pocos minutos y por pocos euros. Es tan fácil como sacar el móvil, contratar un servicio mediante una moderna app, hacer un pago digital y esperar.

El esfuerzo empleado en conseguir ese sustento es mínimo, algo que, de nuevo, nunca había ocurrido antes o solo les ocurría a las clases más ricas. Un cazador-recolector no paraba su rutina diaria para ponerse a hacer cien flexiones. Ni se le pasaba por la cabeza desperdiciar energía de forma tan ridícula. El esfuerzo físico se empleaba siempre con una finalidad en mente: obtener alimento. Invertíamos energía para obtener energía. La inversión a veces salía bien y otras veces salía mal. Para ingerir, había que gastar. Un acto de fe obligado y diariamente renovable.

Sin embargo, el progreso ha desvinculado por completo esa relación natural entre gasto energético e ingesta energética que sigue grabada a fuego en nuestro genoma. Por ello, uno de los mejores momentos para comer es después de entrenar, y uno de los mejores momentos para entrenar es antes de comer.

Por último, se impone hablar del aspecto social de la comida, pues la comida ya no es solo comida. Existen restaurantes donde puedes pagar medio sueldo mínimo por cabeza para vivir un extravagante espectáculo sensorial centrado en la comida, que se convierte en una expresión artística primero, y en alimento después. La gastronomía es atracción turística, cultura y tradición.

La comida es el principal analgésico emocional de la población. Aún, por suerte, está mal visto beber alcohol a todas horas o utilizar drogas recreativas para evadirse del dolor. Sin embargo, no está mal visto hacer uso de la comida (o de ciertos productos alimenticios) cuando te sientes mal, con el único objetivo de aliviar ese malestar, no de cumplir con tus necesidades diarias de vitamina B12. La comida puede aplacar casi cualquier sensación negativa, pero solo de manera momentánea. Esto no es malo ni es bueno, simplemente es. Estamos cableados para que la comida y el sexo sean reforzantes para nosotros. De lo que no hay duda es de que sus consecuencias son malas a largo plazo.

Se ha ampliado muchísimo lo que es comestible. Nuestras dietas ancestrales solo tenían un pequeño porcentaje de la variedad de alimentos y productos que nos echamos a la boca hoy en día, algo que, junto a la menos variada microbiota moderna, puede que contribuya al origen de muchas enfermedades en las que hay una disfunción del sistema inmunológico o que sea su causa.

La globalización nos permite comer alimentos de cualquier parte del mundo a los que quizá, permíteme la hipótesis, no estemos bien adaptados desde un punto de vista evolutivo. No podemos estar igual de adaptados a dietas de cualquier parte del mundo, ya que hemos evolucionado en puntos geográficamente dispersos. La mayor prevalencia de la intolerancia a la lactosa entre los asiáticos es solo un ejemplo.

En todo caso, a lo que seguro que no estamos bien adaptados es a los productos disfrazados de alimentos que nos ofrece la industria alimentaria. Si tardamos muchos cientos de años en adaptarnos al consumo de leche, por qué íbamos a estar adaptados a productos ultraprocesados que llevan pocas décadas en nuestras despensas. No se trata aquí de buscar un único culpable, ya que la industria es ya inseparable de nuestra sociedad para bien y para mal. Para bien, porque ha permitido que mucha gente que antes no comía, coma. Para mal, porque la creación de productos cada vez más estimulantes para los sentidos está contribuyendo a los problemas de los que hablamos en el presente capítulo.

Estamos preparados para resistirnos a un plato de pollo a la plancha con brócoli cuando los sistemas de saciedad nos dicen que hemos comido lo suficiente. Sin embargo, es dificilísimo para la mayoría resistirse a una palmera de chocolate, a un brownie con helado de vainilla o a unas patatas de bolsa mientras disfruta de su partido de fútbol favorito. Esto es más cierto para aquellos que han crecido en un ambiente donde estos productos son la norma y no la excepción (niños y adolescentes) y para aquellos que han encontrado en la comida una píldora para la ansiedad o el estrés. Estas personas, sin saberlo, han sido condicionadas para no disfrutar del sabor real de una manzana, de una pera o de un pimiento. Sus papilas gustativas están tan sobreestimuladas que la mayoría de los alimentos les saben a suela de zapato.

Por lo tanto, estamos continuamente expuestos (hiperdisponibilidad alimentaria) a alimentos o productos muy reforzantes (hiperpalatabilidad) que nos cuesta muy poco conseguir (sedentarismo y fácil accesibilidad), cuyo consumo recurrente amortigua el malestar (analgésico emocional), lo que hace que repitamos la conducta (refuerzo positivo) y todo ello en un contexto social donde se normalizan/promueven dichos patrones de consumo (permisividad social).

La receta perfecta para generar el panorama que estamos viviendo, donde la mala dieta (entendida como conjunto de hábitos de vida y no solo lo que nos echamos a la boca) está directa e indirectamente relacionada con la gran mayoría de las patologías crónicas que nos están matando: enfermedad cardiovascular, diabetes tipo 2, obesidad, enfermedades respiratorias y muchos tipos de cáncer, entre otras. Por supuesto, cuando decimos que estas enfermedades son prevenibles, es porque la gran mayoría lo son. Es decir, no estamos abocados al infarto o a los antidiabéticos, y podemos reducir mucho la incidencia del cáncer. De hecho, la mayoría de las neoplasias dependen de factores prevenibles, como la obesidad o el tabaco.

Entonces, ¿Cómo podemos cambiar?

- **Distingue entre alimentos y productos.** El grado de procesamiento de un alimento es uno de los indicadores que más se ha utilizado en los últimos años para dirimir si un producto es saludable o no lo es. Aunque no es del todo correcto, ya que existen buenos procesados e incluso ultraprocesados adecuados, es una simplificación útil. ¿Por qué? La inmensa mayoría de los productos perjudiciales que empeoran la calidad de nuestra dieta entran dentro de la categoría de ultraprocesados.
- **Come verduras, frutas, legumbres, cereales integrales, frutos secos, carnes magras, pescado azul y huevos.** Algunos alimentos procesados, como el aceite de oliva, el yogur o el queso son saludables y llevan con nosotros miles de años.
- **Establece reglas sencillas para limitar la disponibilidad alimentaria.** Una de las más populares y conocidas, precisamente por su sencillez, es el ayuno intermitente, que no es más que una forma de gestionar tus ingestas de manera que no te pases el día comiendo, amén de otros beneficios que he comentado en detalle en más de cien

vídeos que puedes encontrar en el canal de YouTube Dr. Borja Bandera. La clave aquí no está en pasar muchas horas sin comer, sino en tener cierta disciplina para seguir determinados horarios de alimentación y ayuno; algo que con la práctica acaba convirtiéndose en hábito.

• **Vincula, aunque solo sea en tu cabeza, el gasto energético con la ingesta energética.** Ojo, no al revés. Aquí no hablo de llevar a cabo peligrosas conductas compensatorias (he comido y tengo que hacer ejercicio). Un abordaje más saludable en nuestro contexto sería: me he movido (he entrenado), por lo que tengo que alimentarme para recuperar. Gánate tus calorías. Lo que no quiere decir que tengas que entrenar siempre antes de comer y durante todos los días de tu vida. Ni tampoco excluye el comerte un helado, una palmera de chocolate o una gominola de manera puntual, cuando te apetezca y sin ningún tipo de arrepentimiento. Sentido común y flexibilidad.

26

La frágil sociedad de cristal

Es un buen momento para vivir. Nuestra sociedad cada vez es más segura, la pobreza extrema es cada vez más infrecuente, el número de homicidios y accidentes disminuye a un ritmo constante y cada día nacen nuevas oportunidades laborales que hace veinte años no imaginábamos.

Sin embargo, este optimismo inicial queda amortiguado por un descontento colectivo, una infelicidad que actúa a modo de ruido blanco de fondo que nunca se apaga. Olvidamos por momentos que está ahí, pero está. Deberíamos ser muy felices, pero no es así.

Nuestra sociedad cada vez es más débil y frágil. No toleramos la incomodidad ni la incertidumbre. Nuestra angustia existencial y el miedo a la muerte o a la enfermedad cada vez son mayores, y el porcentaje de población que muestra serios signos de hipocondría no cesa de crecer. Vivimos abrazados a la comodidad que nos facilitan los nuestros, incapaces de afrontar las dificultades, dudas y zozobra propias de convertirnos en personas independientes. Somos incapaces de tomar decisiones. Creemos que odiar todo aquello que nos parece mal es ejercer la «justicia social», o que estamos haciendo algún bien cancelando en internet a todo aquel que se aleja de nuestro ideal de pensamiento o nos parece «una amenaza».

Y sí, hay dificultades y desafíos nuevos. El acceso a la vivienda es mucho más difícil que hace pocas generaciones, por ejemplo. Los precios suben. La inflación ahoga. Pero también existen nuevas oportunidades con las que nuestros padres y abuelos ni siquiera soñaban. Solo hay que querer buscarlas y aprovecharlas.

Volviendo a nuestra fragilidad, damos premios a nuestros hijos por participar en cualquier acto competitivo con independencia del resultado, lo que, indirectamente, resta mérito al ganador o la ganadora. Como si la vida real te concediera galardones por existir o por participar. Como si el mundo te debiera algo por estar aquí ocupando un espacio.

Restamos valor a ser el primero de la clase, no vaya a ser que los menos aventajados se sientan mal y tengan que esforzarse un poco más. En el bonito y necesario esfuerzo de impulsar a los rezagados, nos olvidamos de potenciar a los más avezados, pero ambas acciones son igual de necesarias.

Vemos el éxito con recelo, en vez de alegrarnos por él. Si ganas mucho dinero, la mayoría pensará que o tienes mucha suerte o te aprovechas de los demás o actúas de forma deshonrosa. Quizá incluso cumplas los tres supuestos. Tirar piedras al que está arriba es deporte nacional. Nos encanta comentar y criticar, pero aborrecemos arriesgarnos y mover ficha. Como en el deporte, unos pocos juegan y miles comentan.

Cuidarse o querer estar en forma es una «obsesión» o un culto excesivo al cuerpo; romantizamos un exceso de peso que nos resta décadas de vida, nos ata a fármacos antidiabéticos y cuesta millones a las arcas públicas.

Evitamos por todos los medios sentirnos mal o fracasar. Preferimos la mediocridad al «fracaso»; sin embargo, el fracaso es necesario para avanzar en la vida. Fracasar es bueno aunque nos haga sentir mal. Porque, de nuevo, lo correcto no siempre coincide con aquello que nos hace sentir bien.

Nos divorciamos pocos meses después del compromiso al no entender que cualquier vida en conjunto tiene cosas buenas y malas.

Nos apuntamos al gimnasio y duramos tres semanas porque «hay otras prioridades», lo que en general disfraza la aversión que tenemos a la incomodidad y lo condescendientes que somos con la pereza.

Si pasamos por un trauma vital, como la pérdida de un ser querido, un despido inesperado o una ruptura amorosa, rápidamente comenzamos a medicarnos para no sentir dolor. Dolor que es necesario sentir. Dolor que te hace crecer. Dolor que acaba curando la herida, como la inflamación que sigue a un esguince de tobillo y que apagamos con antiinflamatorios.

Nos escondemos de la vida, pero la vida siempre acaba encontrándonos.

Vivimos en un mundo donde nos escudamos de las consecuencias de nuestras decisiones. Toda acción tiene consecuencias. No cuidarse tiene consecuencias, pero cuando aparece el problema de salud la responsabilidad es de la industria alimentaria, que nos envenena. No ahorrar nada cada mes y pagar a plazos cosas materiales que no necesitamos para aparentar tiene consecuencias, pero cuando no podemos pagar la factura la culpa es del gobierno que no sube los sueldos, o de los bancos, que nos roban. No esforzarse en el trabajo tiene consecuencias, pero cuando nos despiden de la empresa o no nos dan el ascenso la culpa es del jefe, que es un cabrón egoísta, un insensible que no tiene empatía.

Una vida sin consecuencias es una vida sin esfuerzo en la que repetiremos una y otra vez los errores que nos mantienen en la misma situación. Nos mantendremos en el barro, quejándonos, pero inmóviles.

Te encontrarás a lo largo de la vida a muchas figuras que actuarán de «héroes» y harán todo lo posible por que no te lastimes: los padres sobreprotectores que jamás dejarían que el niño haga algo por sí mismo; el profesor que hace la vista gorda y convierte ese cuatro en un cinco; o quizá tú mismo, que normalizas la procrastinación en tu vida una y otra vez, hasta que se convierte en hábito.

Pero estos superhéroes en realidad están a un paso de ser supervillanos. El niño que no se expone a ningún desafío por sí mismo los afrontará con intensa ansiedad cuando no le quede más remedio. El profesor que hace la vista gorda está enseñando que es posible avanzar en la vida con resultados mediocres y sin esfuerzo previo.

Estamos haciendo que la opción por defecto sea la que implica el mínimo esfuerzo y las mínimas consecuencias. Antes, esto se atacaba socialmente o se veía como algo que había que mejorar, pero poco a poco vamos normalizando estas conductas.

Y lo normal no hay por qué cambiarlo, ¿verdad?

Nuestros estándares cada vez son más bajos y la búsqueda de la excelencia es ridiculizada. El resultado es algo parecido a lo que Freud plasmaba en *El malestar de la cultura*, ya en 1930, solo que dicho malestar se va acrecentando con el tiempo.

Encontrarás respuestas a estas conductas en *El miedo a la libertad*, de Erich Fromm, otra obra imprescindible para entender nuestra sociedad que cualquier persona debería leer antes de tener veinte años.

Comprende algo que es un hecho: si sueles huir de la dificultad, tendrás en tu vida un ruido de fondo que te convertirá en una persona desdichada. Ese ruido de fondo se manifestará como ansiedad o angustia existencial. Un «todo está bien, no pasa nada» que en realidad es un «me siento mal, pero no sé por qué».

Si este capítulo te ha parecido «demasiado reivindicativo» o te ha generado una profunda incomodidad, es porque has normalizado conductas que no deberías normalizar. Por supuesto, es importantísimo luchar por las mejoras sociales necesarias, ser inclusivos y facilitar las cosas al menos favorecido. Pero eso no excluye, mientras tanto, responsabilizarnos al máximo de nuestras acciones y no dejar el resultado siempre en manos de terceros.

La vida humana es difícil porque tenemos que tomar decisiones. La vida, por etapas, es traumática. A veces, un valle de lágrimas. Salir de una y estamparte con otra. Otras veces es un viaje precioso que te hará llorar de alegría. La incertidumbre es una compañera de viaje a la que tienes que acoger. En ocasiones hay que decir adiós a personas que quieres, y de forma inesperada. O verlas sufrir durante años sin poder hacer nada. Otras veces toca exponerse al miedo de no saber qué va a pasar. O al simple fastidio cotidiano de levantarte a las 5 de la mañana para poder cuidar de tu familia.

¿Cómo podemos cambiar la situación?

No podemos cambiar la situación, podemos cambiarnos a nosotros.

Endureciéndonos. Resistiendo. No conformándonos. No dejándonos llevar por «lo normal». Hipertrofiando la resiliencia que caracteriza a nuestra especie. Elevando tus estándares y los de los tuyos.

No es suficiente con «participar». No es suficiente con «ir tirando». No es suficiente con un trabajo que te tenga hasta el cuello. No es suficiente con un cinco y medio en el examen. No es suficiente. No podemos conformarnos. No podemos jugar siempre a no perder. Una sociedad conformista es una sociedad abocada al fracaso. Una sociedad dependiente. Una sociedad fácilmente controlable. Una sociedad a la que el poder predominante le está dando siempre el biberón.

Esto no excluye mostrar empatía, apoyo, entendimiento o cariño hacia aquellas personas que te importan. No es excluyente de la obra social. No tiene nada que ver con ideales políticos. Y, por supuesto, no implica un «perfeccionismo tóxico». Al revés, implica normalizar el fracaso, aspirar a la mejora continua, y establecer un plan en la vida para seguir subiendo peldaños sin molestar a los demás. Los demás te mirarán desde abajo y querrán subir también.

Eso aporta felicidad. Lo otro aporta angustia.

No puedes cambiar la sociedad, solo puedes cambiarte a ti mismo. Comienza siendo fuerte a nivel físico. La fortaleza física y mental suelen ir de la mano. El ejercicio es incómodo, duele y creará un callo mental que te hará más resiliente ante los desafíos de la vida. Requiere disciplina, compromiso y sacrificio. Sufrir un poco cada día por voluntad propia te hará sufrir menos cuando ocurra algo grande. Y ocurrirá.

Haz cosas que te dan miedo. En tercero de carrera decidí que no quería pedir nunca más dinero a mis padres. Tenía ya veinte años y no me parecía bien. Me hacía sentir incómodo. Demasiado habían luchado ellos durante toda la vida para criarnos a mi hermana y a mí, como para tener que darle dinero a una persona adulta cuyos estudios se extenderían durante muchos años.

Lo único que se me ocurrió fue coger las maletas e irme ese verano a buscar trabajo en algún lugar de Europa. Con quinientos euros en la cuenta del banco, decidí que iba a trabajar durante el verano en el Reino Unido (Bournemouth, en concreto). No tenía casa donde quedarme ni tenía trabajo, pero tenía un *bed and breakfast* pagado durante tres días. En setenta y dos horas necesitaba encontrar un sitio para dormir durante ese verano y un trabajo para poder pagarlo. La alternativa era volver a España con el rabo entre las piernas y dándole la razón a mis padres de que era una locura y no debía haberlo hecho.

Antes del plazo fijado, tenía una habitación en una casa que se caía a cachos (literalmente) y un trabajo de camarero en un restaurante localizado en un bonito muelle. Todavía recuerdo lo mal que lo pasé las primeras semanas. Mientras mis compañeros veraneaban y descansaban, yo sacaba bolsas de basura y servía mesas, a veces durante doce horas seguidas. Hoy considero que es una de las experiencias que más me ha enseñado, amén de darme herramientas que me servirán siempre.

Cuando no te queda otra que actuar, cuando quemas los barcos, cuando no hay plan B, empiezas a hacer cosas que no pensabas que podías hacer. Y experimentar eso es bonito. Se llama crecimiento.

No capitules a la desidia, el conformismo y la mediocridad. Resiste. Sigue avanzando. Aprende a utilizar el fracaso a tu favor. Entrena para ser una mujer o un hombre fuerte, en todas las dimensiones.

27
La polipíldora más potente de nuestros tiempos

Imagina un fármaco muy barato capaz de prevenir y tratar hasta veintiséis patologías crónicas diferentes.[8] Si lo tomases con regularidad en la posología exacta, podrías reducir el riesgo de deterioro cognitivo o depresión casi a la mitad, de diabetes tipo 2 en un 35 por ciento, de hipertensión arterial en un 33 por ciento, de fracturas óseas en un 66 por ciento, ser mucho menos proclive a un infarto o un ictus o incluso reducir el riesgo de cáncer de mama en un 20 por ciento.[9] Es más, de tomarlo con regularidad, te asegurarías varios años más de vida.

Ese fármaco está disponible para toda la población, no solo para quienes se lo pueden permitir. Es un fármaco que se puede tomar en cualquier rango de edad, desde la infancia temprana hasta los últimos años de nuestra vida, pasando por el embarazo o la lactancia.

¿Tiene contraindicaciones o efectos secundarios? Sí, como cualquier intervención, pero si lo comparamos con otras moléculas y fármacos, son muy limitados.

Y he dicho barato porque, aunque sin coste económico, existe un coste individual que asumimos al tomarlo: la incomodidad y una pequeña inversión de tiempo.

Pero aquí viene lo escalofriante: más de la mitad de la población española no toma dicho fármaco en aquella dosis que permite el despliegue de todos sus beneficios y más de un 15 por ciento ni si quiera ha tomado nunca el compuesto. Por supuesto, hablamos del ejercicio físico regular. Acumulamos más de cien años de evidencia acerca de los beneficios del ejercicio físico en la salud de las personas, y, sin embargo, se invierten muchos más millones al año en sacar a la luz nuevos fármacos con beneficios marginales o clínicamente irrelevantes que en facilitar que la población haga ejercicio físico. Asumimos que ejercitarnos es una responsabilidad individual. Y lo es. Pero llegados a este punto, en el que la carga de enfermedad crónica nos asfixia, y en el que tenemos evidencia aplastante del papel del ejercicio físico para aliviar dicha carga, deberíamos poner mucho más énfasis en políticas sociales que faciliten la práctica.

¿Se puede facilitar tal cosa? ¿No depende solo de la voluntad de la persona y su disposición? ¿No hace ejercicio el que quiere, y el que no quiere, no lo hace?

No es tan sencillo y por supuesto que se puede facilitar. Empezando por las escuelas, y en el contexto de salud en el que nos situamos la mayoría de los países occidentales, es pertinente preguntarse qué será más beneficioso en términos globales para la vida de un niño o una niña que está desarrollándose física y cognitivamente: ¿una hora al día de matemáticas (importantísimas, por cierto), o una hora al día de educación física?

Circunstancias adversas reclaman cambios profundos.

¿Sería más sencillo desarrollar el hábito del ejercicio físico de por vida en niños y adolescentes que asistieran a centros escolares donde se incluyera obligatoriamente el ejercicio físico de forma diaria, al menos de lunes a viernes?

¿Hay que ser permisivos con los niños a los que no les apetece o no les gusta hacer educación física? ¿Somos igual de permisivos con otras materias?

De igual forma, las grandes empresas prosperarían mucho más si se dieran cuenta de que facilitar cuarenta y cinco minutos de ejercicio diario a sus empleados durante (esto es clave) la jornada laboral no supondría una pérdida de dinero, sino que ahorraría a largo plazo una cantidad enorme de recursos económicos. Las bajas por dolores lumbares se reducirían, la productividad se incrementaría, los trabajadores serían más felices al liberar tiempo por la tarde para estar con su familia (ya que han entrenado por la mañana). Gana el empresario y gana el empleado.

La gran prevalencia del sedentarismo, problema de salud que mata muchos más seres humanos que todos los impactantes problemas que ves en tu noticiero a diario (juntos), tiene un origen sociocultural del que todos somos partícipes.

En una población cazadora-recolectora, o hace doscientos años, cuando el transporte público lo constituían los animales y el trabajo casi siempre implicaba movimiento, no tenía demasiado sentido hacer énfasis en el ejercicio físico y la actividad física (que, por cierto, no son la misma cosa).

¿Por qué?

Para sobrevivir y para trabajar, había que moverse mucho. En cierto modo, supervivencia, trabajo y movimiento eran elementos inseparables hasta hace poco tiempo. Pero la tecnología y el progreso nos han traído la posibilidad de prosperar sin mover nuestro cuerpo, de disociar estos tres elementos. De esta manera, el trabajador tecnológico, donde quedo incluido, puede desarrollar su actividad e impacto en el mundo desde la comodidad de su despacho doméstico.

¿Qué implica esto? Que tenemos que inventarnos una forma de incluir de forma explícita en nuestra vida lo que antes era implícito. Y para ello tenemos que cambiar nuestra manera de pensar en el ejercicio.

Si lo analizas de cerca, el ejercicio es para muchos una actividad más cercana al ocio que a una necesidad. En el colegio y el instituto es una «maría» (asignatura poco importante si la comparamos con otras como biología o lengua). Llevamos a nuestros hijos a que practiquen baloncesto o fútbol solo si sacan buenas notas o han terminado sus ecuaciones de primer grado, transmitiéndoles que no es algo esencial en su vida, sino secundario. Cuando crecemos, en el mejor de los casos, utilizamos el ejercicio físico como vía de escape ante las presiones y responsabilidades de la vida.

En cualquier caso, en la mente de la mayoría el ejercicio es una actividad de segunda categoría, la cual nos merecemos solo cuando hemos cumplido otras responsabilidades más «serias».

Hasta que como colectivo no entendamos el ejercicio físico como una necesidad de primer orden, al mismo nivel que alimentarse, trabajar o tener sexo, no avanzaremos en términos de salud pública.

Y, por supuesto, no nos olvidemos de la responsabilidad individual que todos tenemos. Es sorprendente escuchar las excusas para no hacer ejercicio de muchos de los que ponen la salud como una prioridad máxima en su vida: «me da asco el sudor», «me da mucha pereza ir al gimnasio», «me da vergüenza hacer ejercicio», «no puedo con las agujetas», «yo no estoy hecho para esto», «es que me voy a lesionar». Detrás de esta resistencia, en la mayoría de las ocasiones, subyace una intolerable intolerancia a la incomodidad.

Y flaco favor hace a la sociedad ese conjunto de profesionales sanitarios que recomienda evitar el ejercicio físico ante cualquier patología osteoarticular. Aunque hay excepciones, el sedentarismo casi siempre empeora las cosas. No hagamos más frágiles a las personas de lo que ya son. La natación y el caminar no son soluciones universales. No hay justificación más poderosa para ser sedentario que la prescripción de un galeno con bata blanca.

El ejercicio físico es incómodo. Puede que no tengas una predisposición natural hacia él (la mayoría no la tenemos), o que no hayas desarrollado el hábito durante tu infancia. Puede que lo odies con todas tus fuerzas. Que el simple pensamiento de hacer ejercicio te cause rechazo y te ponga de mal humor.

Pero seguro que ocurre lo mismo con otras áreas de tu vida. No te gusta, pero lo haces porque no te queda otra. Pues siento decirte que no nos queda otra que ser activos y hacer ejercicio. Si te empeñas en lo contrario, invariablemente, habrá consecuencias.

Las consecuencias de ser sedentarios no son inmediatas, son diferidas y a veces se manifiestan de formas sutiles. Esto significa que son más traicioneras. Es más, cuando ocurran, ni siquiera las relacionarás con tu hábito sedentario, y culparás a tu mala suerte o vete tú a saber qué. «¿Otra vez una lumbalgia y a quedarme en casa tres semanas sin poder moverme?». «¿Por qué he tenido un infarto a los cincuenta y dos años, si yo no fumo?». «Tengo sesenta y cinco y no puedo viajar porque me fatigo enseguida. ¿Qué me pasa?».

En definitiva, tienes a tu disposición y servicio la polipíldora más potente del siglo XXI. No utilizarla es una negligencia médica y personal de primer orden. No necesitas entrenar dos horas al día. Media hora bien empleada de lunes a viernes a una intensidad moderada es suficiente. Si lo prefieres, quince minutos diarios, pero a una intensidad elevada, te aportarán beneficios similares, con el ahorro de tiempo que implica. Mucha incomodidad durante poco tiempo o poca incomodidad durante más tiempo. Tú eliges.

Aquí va una propuesta de «dosis mínima efectiva» para mejorar y proteger tu salud con ejercicio físico. Recuerda que la mejor forma de lograr que el ejercicio que haces sea efectivo y seguro es contar con la ayuda de un profesional en la materia.

Entrenamiento de fuerza:

- 2 sesiones semanales.
- Cuerpo completo: incluye al menos 2 ejercicios de tren superior y 2 ejercicios de tren inferior en cada sesión.
- Céntrate en ejercicios multiarticulares (sentadillas, *press* de banca, dominadas, peso muerto, etc.).
- 2 series por ejercicio.
- 8-12 repeticiones por serie. Cuida la técnica y respeta el rango de movimiento completo. Pide ayuda siempre que lo necesites.
- 20-30 minutos por sesión (40-60 minutos semanales).
- Intensidad: 30-70 por ciento de 1RM. La 1RM es tu repetición máxima, es decir, la máxima cantidad de peso que puedes mover en un ejercicio determinado respetando la técnica y con seguridad.

Entrenamiento de resistencia:

- 100 minutos semanales acumulados en zona 2 (20 minutos de lunes a viernes). Con zona 2 nos referimos a un ejercicio cardiovascular suave en el que trabajes entre un 57-63 por ciento de tu frecuencia cardiaca máxima. Puedes correr, nadar, patinar, remar, hacer senderismo de montaña, saltar la comba o combinar varias actividades.
- O bien, entrenamiento de alta intensidad: 30 minutos semanales acumulados en zona 3-4, lo que supone una FC máxima de entre un 64-95 por ciento.
- Es ideal repartir las sesiones a lo largo de la semana y no concentrarlas.

Actividad física:

- 40.000-50.000 pasos acumulados semanales (6.000-7.000 pasos diarios). Recuerda, aquí hablamos de la dosis mínima efectiva, no de la dosis óptima.

¿Y caminar?

Las largas caminatas son muy saludables, quedan incluidas en el apartado «actividad física» anterior, pero no son (por sí solas) suficientes para obtener los beneficios de los que se hablan en este capítulo. Necesitas intervenciones que vayan más allá de caminar si quieres preservar tu funcionalidad hasta etapas avanzadas de la vida.

Necesitas involucrar al músculo y entrenar tu cualidad física básica: la fuerza.

Muévete. Hazte fuerte. Te va la vida en ello.

28

La salud está en el presente

Tenemos una extraña tendencia que nos diferencia de los bebés y los animales: huimos del momento presente. Pensamos mucho, pero no somos. Hay una gran diferencia entre pensar, hacer y ser. Esto, lejos de ser una indeseable consecuencia de nuestro imperfecto cerebro, es una lacra que disminuye nuestra felicidad, rendimiento y salud.

Sin entrar en tribulaciones espirituales, metafísicas o físicas, esta tendencia huidiza nos aleja de lo único que existe: el momento presente. Aunque por supuesto había escuchado esto otras veces, hasta que no releí varias veces *El poder del ahora*, de Eckhart Tolle, no comprendí, o aprehendí, la verdad de esta afirmación.

Todo lo que ocurre, ocurre ahora. El pasado y el futuro, tal y como lo entendemos, no son más que proyecciones mentales útiles. De igual forma, el tiempo del reloj, con sus horas, minutos y segundos, es un constructo humano que nos ayuda a navegar por la vida.

Pero nada más.

No hay nada que hayas hecho o pensado fuera del momento presente. Nunca. Jamás. Todo te ha ocurrido en el ahora. Por lo tanto, huir del ahora es huir de la vida misma.

Sin embargo, vivimos en un constante viene y va entre la ansiedad anticipatoria por cosas que mayoritariamente no ocurrirán, y el remordimiento melancólico por cosas que ya han pasado y sobre las cuales no tenemos poder. Este va y viene disminuye nuestra capacidad de actuación, nuestro rendimiento, nuestra toma de decisiones y, en última instancia, nuestra salud.

Es una forma de vivir que debilita no solo la mente, sino también el cuerpo, y nos hace mucho menos efectivos en todo lo que emprendemos.

Existen dos formas de pensamiento: el pensamiento efectivo-dirigido y el pensamiento compulsivo. Tenemos control sobre el primero, pero es infrecuente. El segundo nos controla por completo en un torrente incesante de pensamiento fútil, ansioso y caótico. La mayoría de las veces pensamos de manera involuntaria y compulsiva, con las consecuencias que ello trae.

¿El antídoto?

No es nada fácil desvincularse de ese torrente de pensamiento atroz, ya que vivimos en una sociedad que adora la mente y subestima el ahora. Una sociedad obsesionada con el hacer, el producir y el idear, y que menosprecia la elegancia de simplemente ser; elegancia que manifiesta de forma natural el pato que nada plácidamente en el estanque o tu gato al levantarse de su segunda siesta del día.

Si hay un antídoto es, por supuesto, el ahora.

La práctica del *mindfulness* ha ayudado a muchísimas personas porque permite tomar distancia de nuestros pensamientos y sentimientos, y observar de forma neutra y sin enjuiciar cómo se despliegan en nuestro interior.

Esa observación tranquila y desapegada, con el suficiente tiempo, cambia físicamente tu cerebro y tu entramado neuronal. El cerebro de los meditadores experimentados es muy diferente al del individuo medio. Áreas cerebrales como la corteza cingulada anterior, la corteza prefrontal, la ínsula o la amígdala se modifican, lo cual es del todo visible mediante técnicas de imagen y ha sido estudiado numerosas veces.[10]

Estos cambios se traducen en mejoras considerables que empiezan a aparecer en tu día a día más pronto que tarde.

Primero, comienzas a ser menos reactivo. Una persona ansiosa es reactiva, irascible e irritable. Conforme avances en la práctica de la meditación, te darás cuenta de que lo que antes suponía una amenaza o motivo de conflicto, ya no lo es. Los motivos de discusión se reducen cada vez más rápido. La vida te desequilibra con menor frecuencia.

En segundo lugar, te será más sencillo mantenerte en el presente a lo largo del día, incluso cuando no lo estás intentando con firmeza. Tu mente tendrá menos movimiento, y eso reducirá tu percepción del estrés y los niveles de ansiedad.

En el ámbito más operativo, los meditadores tienen mayor facilidad para concentrarse en una única tarea (habilidad importantísima hoy en día) y sus funciones cognitivas están más aguzadas.

Por último, un beneficio en el que no te has parado a pensar: te ayudará a darte cuenta de que no eres ni tus cambiantes pensamientos ni tus emociones.

¿Y cómo empiezo?

Como con cualquier hábito nuevo, empieza con poco.

Tu mente te dirá una y otra vez que estar sentado en la silla sin hacer nada y observando tus pensamientos o tu respiración es una completa pérdida de tiempo, y al comienzo notarás como tu ansiedad se incrementa. Esto es un reflejo más de la «oda al hacer» que nuestra sociedad nos inculca desde que somos niños. Tenemos pánico a no hacer nada, a simplemente ser. Métete en tu habitación sin ningún aparato electrónico, siéntate en la cama sin hacer nada y compruébalo por ti mismo. Recuerda: pensar de manera compulsiva es hacer, no ser.

También debes ser precavido. Dado que los resultados no son inmediatos (aunque no tardan en llegar), tu tendencia natural será a no ser constante con la práctica. Al igual que ocurre al comenzar un programa de entrenamiento, queremos resultados y los queremos ya. Pero tardarán algunas semanas en llegar, o al menos, en ser notorios. Anticípate a tu tendencia natural a la procrastinación.

Al comienzo, centrarte en la respiración y las sensaciones que produce el aire al pasar por las fosas nasales durante dos o tres minutos, es más que suficiente. Menos es más. No intentes prolongar las sesiones. Quédate con ganas de más. Unos pocos minutos y listo. No hagas complejo lo simple. Si lo prefieres, puedes contar despacio hasta un número de respiraciones determinado, como veintiuna.

Por supuesto, te asaltarán todo tipo de pensamientos («vas tarde», «hay que ser estúpido para perder el tiempo de esta forma», «tienes que hablar con la profesora de tu hijo»). Obsérvalos con distancia. Esos pensamientos surgen en ti, pero no son «tú». No te identifiques con ellos. Sepárate de ellos.

Si esto de sentarte no va contigo, hay alternativas. ¿Sabes por qué la gente disfruta de sus hobbies? ¿Cuál es la razón por la que pintar, cocinar o hacer deporte nos relaja?

La principal razón es que calma nuestra mente. Es una meditación en movimiento. La finalidad de tu hobby es tu hobby. Lee esto otra vez. El que pinta por placer no lo hace pensando en vender el cuadro lo más caro posible. El propio acto de pintar, o regar las plantas, o coleccionar sellos, es lo importante.

El niño de dos años que juega con los coches se regocija en el juego y no en la instrumentalidad de esa acción. No quiere conseguir nada con ello porque no hay nada que conseguir.

Así, cualquier tipo de actividad puede convertirse en una meditación.

En lo personal, utilizo el deporte, además de para mejorar mi salud y forma física, o para socializar un poco, para calmar la mente. Cuando estás entrenando y tu frecuencia cardiaca es de ciento ochenta latidos por minuto, tu mente no piensa. Estás en el presente. Cuando tienes una barra cargada con ciento cincuenta kilos en la espalda, tu mente no piensa, estás ahí por completo, intentando sobrevivir. El ejercicio vigoroso, como muchas otras actividades, tiene esa capacidad de traerte al presente y es una meditación en sí mismo, aunque contraste violentamente con la idea suave y delicada de meditación que tienes en la cabeza.

Sin embargo, un calmado paseo por la montaña o la orilla del mar puede conseguir el mismo efecto.

Cuando realices estas actividades meditativas, sal de tu mente y entra en el cuerpo.

¿Qué quiere decir esto? Cuando eres consciente de las sensaciones corporales, tu mente se detiene o al menos se ralentiza. Por eso se suele utilizar la respiración para meditar, porque está muy a la mano. Hazte consciente de cada paso que das, del peso de tu cuerpo sobre la silla, de las zonas del cuerpo que te molestan o te duelen, de los nervios que sientes en la barriga, de la presión en el pecho cuando tienes ansiedad.

Toma conciencia de las sensaciones sin pensar en ellas (algo nada fácil al principio).

¿Y cómo puede mejorar mi salud esta práctica? De muchas formas diferentes. La más directa es previniendo o mejorando problemas de salud mental. Todos, sin excepción, sufrimos estrés y ansiedad en ciertos momentos de nuestra vida, y, si les damos rienda suelta, se convierten en el caldo de cultivo mental perfecto para tomar malas decisiones en torno a tu salud.

Elijo alimentos más palatables y reforzantes que actúen como colchón emocional ante el malestar que siento. No voy a entrenar porque se me acelera el corazón y siento que me va a dar un ataque de ansiedad. Empeoro mis relaciones interpersonales y familiares porque siempre estoy irascible y salto a la primera de cambio; me hace sentir más solo, incomprendido y desarraigado. Anticipo con frecuencia tener que ir al trabajo y exponerme a un entorno que me genera ansiedad. La semana se convierte en una lucha encarnizada por que llegue el viernes. Voy minando poco a poco la confianza en mí mismo, dado que me siento incapaz de enfrentarme a situaciones cotidianas que otros manejan con soltura. Empiezo a desarrollar una preocupación excesiva por mi salud, incluso conductas hipocondriacas. Tomo menos riesgos en la vida, y por lo tanto tiendo a conformarme. Juego a no perder, porque ganar es arriesgado. No veo oportunidades que me pasan por delante porque estoy metido en mi cabeza. Trato mal a quienes no lo merecen, estos acaban dejándome, y me siento peor que antes. Mi sueño se ve afectado y la mala calidad de mi descanso perpetúa el estrés y la ansiedad. Empiezo a tontear con conductas de riesgo como beber, no solo los fines de semana, sino también entre semana, ya que calma el dolor al menos por el momento. Y podría seguir, pero creo que ya lo has entendido.

¿Y qué ocurre cuando tienes una mente más calmada? Empiezas a ver las cosas con mayor claridad. No dramatizas tanto como antes. Tu reactividad disminuye de forma considerable. Pones las cosas en perspectiva, incluidos tus problemas, y te das cuenta de que la mayoría no eran tan importantes ni trascendentales. Tu ego se reduce. Tomas mejores decisiones que afectan positivamente a tu salud, entorno laboral y vida personal. Eres capaz de arriesgar un poco más, pues no le das tanta importancia al éxito o al fracaso y entiendes que son las dos caras de una misma moneda. Detectas oportunidades que antes pasaban desapercibidas, porque estando en el presente son más evidentes. Las consecuencias de tus buenas decisiones se van acumulando, generando un efecto bola de nieve, y te empieza a «ir bien». Disfrutas más de la vida, de tu tiempo de ocio y de los momentos importantes de verdad. Honras el momento presente y no estás hipotecándolo una y otra vez en pos de conseguir un resultado futuro, ya sean las próximas vacaciones o una subida de salario.

Por lo tanto, reconcíliate con el momento presente. Es una práctica que nunca acaba. Mantenerte presente nunca será fácil, incluso tras décadas de experiencia en la meditación. Aprovecha cada oportunidad para practicar. Rompe la inercia del día a día de vez en cuando y toma distancia con tus pensamientos. No dejes que tu cabeza gane la partida.

Recuerda: no eres tus pensamientos. No sé qué eres, pero no eres la voz de tu cabeza.

29

El antiguo estoicismo como medicina moderna

Nuestra sociedad necesita anclaje, guía y dirección. La filosofía, cada vez más menospreciada, es en muchos casos un manual práctico para la vida. O al menos, algunas corrientes filosóficas lo son: unas reglas para aprender a pensar y actuar en el complejo entramado que supone este mundo, reglas que son más importantes si cabe en el entorno de laxitud e incertidumbre en el cual nos movemos. Sin ese andamiaje intelectual, estamos perdidos. Estamos desprovistos de una brújula para la mente y el espíritu. Y sin dirección, el ser humano sufre.

La angustia existencial es el miedo a no saber: no saber qué hacer ahora, no saber a dónde voy, no saber de dónde vengo ni dónde acabaré.

De entre las muchas corrientes filosóficas que existen, una que está ganando muchos adeptos y que tiene la capacidad de mejorar la salud de las personas es el estoicismo.

Cuando uno desconoce el estoicismo y piensa en él, evoca a señores serios de gesto invariable, que no se inmutan ante las calamidades y no celebran ni disfrutan los placeres de la vida. Como ocurre con la meditación, estas ideas preconcebidas se alejan mucho de la realidad de la práctica estoica.

El estoicismo es una filosofía práctica que te ayuda, con reglas, técnicas y hábitos sencillos a guiar tu conducta para conseguir mayor serenidad, así como la capacidad de afrontar los reveses que, sin duda, te traerá la vida. Si todavía no te ha llamado la atención el estoicismo es porque no has pasado por tu peor momento. O tan solo porque lo desconoces.

Como cualquier práctica de moda y en boca de muchos, gran cantidad de sus principios se están desvirtuando, malinterpretando o tergiversando, pero con todo y con eso merece la pena explorar algunas de sus prácticas más famosas. Veamos algunas.

MEMENTO MORI

Recuerda que vas a morir. La mayoría de las personas tratan proactivamente de esconder la muerte y de esconderse ante la muerte. Nuestra sociedad tiene pánico y aversión extrema al final de la vida, mientras que adora su comienzo. Sigue siendo el principal tema tabú y evitamos hablar de ella salvo cuando no nos queda otra y nos la encontramos de frente.

La escondemos a nuestros hijos hasta que su insistencia en entenderla es mayor que nuestra resistencia a explicarles. Medicalizamos nuestro final siempre que nos sea posible, para delegar en el hospital y los profesionales ese mal trago. Hablar de la muerte con tus amigos es una conversación «de mal gusto», generadora de incomodidades. Al mismo tiempo y de forma paralela, pasamos las noches viendo documentales y series sobre asesinatos, enfermedades terminales y calamidades varias. La muerte, como el universo, nos aterra y nos fascina a partes iguales.

Este miedo social al final de la vida tiene una fuerte repercusión en la salud de las personas, algo en lo que es probable que no te hayas parado a pensar.

Por un lado, vivir olvidando que vas a morir, o escondiendo una y otra vez esos pensamientos, nos permite posponer. Posponer lo que deberíamos hacer. Posponer lo que nos gustaría hacer. Vivir ajeno a la muerte es vivir en un letargo y una ilusión.

Ser capaz de recordar con frecuencia la fugacidad de tu existencia intensifica tu vida. Te hace ganar perspectiva y asumir riesgos. Vivir la vida con un ánimo más juguetón y menos dramático, algo que se puede ver en muchos pacientes de cáncer que han aceptado por completo su destino y viven felizmente el tiempo que les queda. Todos tenemos una enfermedad terminal llamada «vida». Te queden veinte, cuarenta o sesenta años por delante, lo más importante es saber que tu paso por aquí tiene fecha de caducidad. Que la partida no es eterna y el reloj nunca se detiene.

Por otro lado, la aversión patológica a la muerte genera hipocondría social, que no solo genera malestar, sino que perpetúa, potencia y da poder a un sistema dedicado a crear y mantener personas enfermas. El motor de nuestro «sistema de enfermedad» no solo son las «despiadadas farmacéuticas» que nos quieren mantener enfermos (véase la ironía). También somos nosotros mismos. Cada uno de nosotros.

En nuestra ansiedad e ilusión por que la poderosa medicina nos salve de la temida muerte y nos evite sufrimiento, acudimos a ella ante cualquier molestia o malestar, incluidos aquellos dolores inherentes a vivir. Exactamente igual que cuando con cuatro años acudíamos a nuestra madre llorando tras magullarnos las rodillas al caer al suelo en el parque. En el fondo sabemos que el daño es mínimo, pero necesitamos el abrazo consolador de la «autoridad».

El abuso y sobreuso de la medicina no ayuda ni a esta ni a los pacientes, y tiene su origen, en parte, en la hipocondría social.

Si hay que tener aversión a algo es a no vivir. A la discapacidad prematura y prevenible. A una enfermedad degenerativa. A no poder disfrutar de tus años de vida. A vivir a medias. A no expresarte y a no poner tu don a disposición de los demás. A arrepentirte por lo que nunca llegaste a hacer, pero deseabas hacer con toda tu alma. Eso es temible. Mucho más que la muerte.

Control del deseo

Los estoicos nos recuerdan que la tentación vendrá a visitarnos una y otra vez en nuestra vida. Es ese demonio que siempre vuelve. Como la mayoría no tiene a un Pepito Grillo lo suficientemente capaz como para manejar dichas situaciones, tenemos que fortalecer el músculo del autocontrol.

Los estoicos lo sabían: disciplina equivale a libertad.

Uno no es libre si no es capaz de gobernarse a sí mismo, y ser esclavo de uno mismo es la peor forma de esclavitud que existe.

La tentación es un canto de sirena muy real que te ofrece intenso placer momentáneo. Cuando se presenta, te pone en un aprieto. La quinta tarta de queso de la semana. Infidelidad. Pasar por encima de un compañero para obtener un ascenso. La traición a un familiar por un bien material o una herencia. El sofá. Las tres copas de whisky.

QUE LOS HÁBITOS SEAN TU MEDICINA

Solo existen dos caminos: aceptarla o rechazarla. Y aquí está la clave: elijas lo que elijas, sufrirás. La diferencia recae en la magnitud y temporalidad de dicho sufrimiento. Si decides caer en la tentación, o simplemente la abrazas por inercia, te encontrarás de frente con un intenso placer al que tu cerebro prestará mucha atención. La siguiente vez que te acerques a un estímulo parecido, te será más difícil decir que no. Tu capacidad de dominio y autocontrol se va debilitando. En el largo plazo, caer una y otra vez en la tentación destroza tu autoestima y la sensación de control en tu vida. Pronto pensarás que no vales para nada en absoluto. Ya no puedes controlar lo que te pasa. Estás atrapado por completo en un sifón de negatividad muy oscuro. Aunque el paradigma más extremo de esta situación sea el drogodependiente, todos en alguna medida caemos en los brazos de la tentación.

Por lo tanto: satisfacción aguda, dolor crónico.

La otra elección es hacer uso de tu corteza prefrontal para decir no a la tentación emergente. Esa negación, en la mayoría de los casos y hasta que no se convierta en hábito, dolerá. A veces dolerá mucho. Duele más cuando tu ambiente decide caer en la tentación de manera sistemática, pero tú eres suficientemente fuerte para decir no, porque añade un componente de exclusión. Te sentirás incomprendido, pero fuerte. No te has fallado. No te has doblegado.

«No gracias, no bebo. No gracias, tengo pareja. No gracias, estoy lleno. No gracias, no traicionaría a alguien que quiero, aunque me beneficie a corto plazo. No gracias, no consumo».

Ejercitar el «no, gracias» es un brutal entrenamiento.

Aunque a corto plazo tomar estas decisiones puedan doler y causar malestar, poco a poco irás viendo un grácil cambio en ti y en tu conducta. Ganarás fuerza en tus decisiones. Tendrás mayor coraje para emprender cambios. Estarás más motivado. Serás más firme. La disciplina surgirá con más facilidad cada vez. Esta es la posición ideal para mejorar tu vida, conseguir tus objetivos y también optimizar tu salud.

AMOR FATI. AMA TU DESTINO

La única forma de no sufrir que te funcionará el cien por cien de las veces es aceptar las cosas tal y como son. Querer que la vida sea como es, incluso cuando es atroz. Aceptar todas las piezas de tu vida y su despliegue actual, en especial aquellas piezas que no puedes cambiar. Porque si no tienes ningún tipo de control sobre un problema, este deja de ser un problema y pasa a ser una situación vital que hay que aceptar. Solo aquello susceptible de ser cambiado merece ser llamado «problema».

El error más frecuente respecto al *amor fati* es pensar que esta perspectiva ante la vida supone inmovilismo, pasividad y falta de motivación para cambiar una situación no deseada, que es análoga a bajar los brazos mientras recibes hostias como panes.

Aceptar que tienes un problema de peso y no resistirte continuamente a ello no supone bajar los brazos y dejar de hacer cambios positivos. Supone un estado mental más pacífico, más calmado y sereno, desde el que hacer cambios difíciles te resultará más sencillo. Supone hacer las paces con el estado actual de las cosas, y, desde esa paz, actuar para cambiarlas.

La alternativa es actuar desde el rencor, la ira, la rabia y la impotencia. Adoptar el papel de víctima. De persona a la que solo le ocurren cosas malas. Inundarte de cortisol y facilitar otras enfermedades y problemas de salud. Aislarte y repeler a tus iguales. Una espiral autodestructiva que suele acabar en más y más sufrimiento. Te aseguro que actuando desde ese estado mental las cosas te irán peor.

Cuando ocurran acontecimientos que escapan por completo a tu control, el *amor fati* te traerá consuelo y sabiduría: la muerte prematura de un ser querido, un despido inesperado, un abandono doloroso.

Como decía Steve Jobs, solo puedes conectar los puntos de la vida mirando hacia atrás, no puedes conectarlos mirando hacia delante. En retrospectiva y cuando los años pasen, habrás dado sentido a aquellas experiencias dolorosas, y si fuiste capaz de «amar tu destino», seguro que te devolvieron comprensión, sabiduría y capacidad de afrontar los reveses.

VISUALIZACIÓN NEGATIVA

Tiendes a dar por sentado todo lo que tienes. El aire que respiras. Tu vigoroso cuerpo que te permite ir a entrenar hoy. Los amaneceres y las puestas de sol. Tu increíble pareja y la cena que disfrutasteis anoche juntos. El techo que te cobija. Que tienes un trabajo y puedes pagar las facturas. Las risas de tus hijos cuando juegan juntos. Abrir el grifo y que salga agua. Abrir la nevera y encontrar huevos. Poder viajar y descubrir sitios nuevos. La sensación de caminar descalzo por la playa. El olor a tierra mojada cuando llueve. El placer de una siesta una tarde de verano. La alegría al salir del trabajo el viernes. La felicidad de haber ayudado a alguien de forma inesperada.

¿Te has dado cuenta ya de que la mayoría de nosotros, a pesar de los pesares, somos verdaderamente privilegiados? Sin embargo, es muy probable que no valoremos nada de esto. La adaptación hedónica es un proceso por el cual tendemos a adaptarnos a nuestra situación actual, sea buena, muy buena o mala. Si te toca la lotería, la efervescencia apasionada de las primeras semanas se convertirá en un agradable recuerdo y, al final, en una anécdota que te concedió la diosa Fortuna. Si te has comprado una bonita casa de un millón de euros, pronto te sabrá a poco y querrás una de tres millones. Si tienes un grave accidente de tráfico y pierdes un miembro, la intensa emoción del trágico suceso poco a poco irá amortiguándose hasta llevarte a niveles de felicidad muy similares a los que tenías antes del accidente.

Esto no es una regla inamovible, pero se suele cumplir. Nuestra psicología funciona así.

Por lo tanto, la mayoría de nosotros vivimos sin prestar ninguna atención a lo bueno que nos pasa y la suerte que tenemos, pero prestando toda la atención del mundo a lo malo que nos está pasando, a lo malo que nos pudiera pasar pero aún no ha pasado y, en especial, a lo malo que podría pasarnos pero nunca pasará.

Esta forma de vivir es del todo disfuncional y causa mucho sufrimiento. El antídoto estoico se llama «visualización negativa», y consiste en sentarte y visualizar con toda la claridad que te sea posible una situación hipotética en la que lo pierdes todo, o al menos pierdes cosas y personas que quieres de verdad.

Este macabro juego tiene frutos dulces. Imagina que has perdido a tus hijos de la noche a la mañana en un trágico accidente. Que te expropian y tienes que dormir en la calle. Que te quedas sola y sin amigas de repente. Que te despiden por email. Que te lesionas definitivamente si eres deportista. Que te diagnostican una enfermedad incurable. Que a algún dirigente sin nada que perder se le ocurre pulsar el botón nuclear. Imagínalo. Siéntelo. Huélelo. Visualízalo. Contémplalo unos minutos. ¿Qué pasaría? ¿Cómo reaccionarías? Siente la tristeza, la desesperanza y la frustración. Después, abre los ojos, y da gracias por todo lo que tienes. Te darás cuenta de que lo que más temes perder no es aquello que valoras más: dinero y reconocimiento.

Probablemente lo que más temes perder está esperando en el salón de tu casa a que juegues un rato a la Play con él, o está en el trabajo pensando en qué planes haréis juntos el fin de semana.

Renueva cada día tu agradecimiento por todo aquello que das por hecho.

ATARAXIA ESTOICA

La ataraxia estoica es un estado deseado de ecuanimidad, serenidad, paz interior y estabilidad emocional. Desde ese estado, los altos de tu vida no te excitan o sobresaltan tanto como antes, pero los momentos malos se viven desde una perspectiva más calmada y tranquila. Los triunfos se disfrutan, pero no te hacen perder la cabeza. Las derrotas se sienten, pero quedan lejos de hundirte. Este estado de calma interior facilitará mucho el tomar decisiones correctas respecto a tu salud.

¿Has notado que cuando hay paz en tu interior no tienes la necesidad de mirar de manera compulsiva el teléfono para encontrar alguna distracción o estímulo? ¿Te has dado cuenta de que los atracones o transgresiones dietéticas ocurren casi siempre en momentos de intranquilidad y desasosiego? ¿Eres consciente de que la última vez que te metiste a ver contenido para adultos había cierta negatividad dentro de ti que necesitabas calmar?

Cuando hay paz dentro, no necesitas buscar nada fuera. Es del todo innecesario. Ese es el poder de la ataraxia estoica, y alcanzarla no es nada fácil en nuestros tiempos. Quien la alcanza consigue vivir una vida de pacífica moderación, que a ojos de los demás puede parecer aburrida, pero que sin duda es más virtuosa y profunda que su alternativa: saltar de la euforia al ánimo depresivo con frecuencia, en una montaña rusa que arrasa con nuestra salud mental.

Alcanzar la ataraxia es estar completo, no necesitar nada, y aun así actuar con virtud para construir una vida que merezca la pena vivir.

Sentirte bien por un suceso positivo es bonito. Sentirte bien sin suceso alguno es poderoso.

30

La salud está en el centro

El mensaje de moderación no vende. No es atractivo para la mayoría. No lo verás en muchas estrategias comerciales de marketing. Si aparece, es en letra pequeña, casi ilegible y legalmente obligada, que te anima a «consumir con moderación» o recomienda «un consumo responsable». Has escuchado hasta la saciedad frases como «todo en su justa medida» o «la dosis hace el veneno». Estos aforismos, aunque cargados de verdad, son convenientemente desoídos. No nos gusta la moderación. Tenemos cierta tendencia natural hacia los excesos. De todos los tipos. Equiparamos una vida moderada a una vida sobria. Aburrida. Insípida y sin emoción. Que no merece ser vivida. En nuestra búsqueda del placer y la notoriedad, poco a poco viramos hacia los extremos. Ganar más. Gastar más. Consumir más. Viajar más lejos. Vinos más caros. Más sexo. Más fiesta. Nuevas drogas. Estímulos, estímulos y más estímulos.

Como si quisiéramos llenar con ellos un vacío que todos tenemos en mayor o menor medida dentro.

La moderación no brilla. No es glamurosa. No es motivo de «orgullo» ni surge con naturalidad en las conversaciones. No has escuchado a nadie decir que fue a la marisquería y solo se comió un carabinero y una sopa de picadillo. Eso no ocurre.

Cuando observas el ambiente de personas enfermas, te das cuenta de que vivir de forma moderada es una virtud al alcance de muy pocos. También percibes que los extremos te alejan paulatinamente de la salud. La escasez de alimento te matará. Su exceso primero te enfermará, y luego te acabará matando. Recuerda que tanto la anorexia como la obesidad siembran terrible sufrimiento y se llevan muchas vidas todos los años.

La falta de movimiento es una epidemia mortal en Occidente, pero la vigorexia, en la que quedan atrapados muchos, no hará sino horadarte la salud mental hasta que te encuentres en un agujero de difícil salida.

Dormir menos de seis horas al día es uno de los caminos más rápidos hacia la enfermedad (con excepciones), pero dormir más de nueve o diez horas más allá de la infancia y adolescencia suele reflejar un problema de salud física o mental.

Una crianza autoritaria en exceso con tus hijos dificultará que formen lazos afectivos sólidos, pero la completa falta de normas y límites los convertirá en personas poco capaces, y a veces peligrosas.

El trabajo desmedido y sin freno es una forma socialmente aceptada de explotación propia que suele acabar mal, pero la desocupación crónica forzará un desaprovechamiento de tus cualidades como ser humano (y ensombrecerá tu estado de ánimo).

Rehuir de cualquier médico por miedo a un posible diagnóstico es tan nefasto como andar por las urgencias solicitando pruebas complementarias cada vez que tienes la más mínima cefalea.

Agachar la cabeza y evitar cualquier tipo de conflicto acaba siendo tan malo como confrontar sistemática e iracundamente cualquier opinión contraria a la tuya.

Quien cree que siempre tiene la razón en cualquier tema está tan jodido como el que no puede formular una única opinión propia sobre algo.

¿El camino alternativo? El de la moderación. Si haces de la moderación un hábito, tu salud lo agradecerá. Al comienzo te sentirás inquieto, como si faltaran elementos en tu vida. Esa inquietud se manifestará al parar de comer antes de tiempo: querrás seguir hasta que no puedas más. Te incomodará decir que no a esa tercera copa. Cuando digas que no a la cuarta fiesta del mes, te plantearás si estás haciendo lo correcto. Poner freno dolerá.

Notarás que tu ambiente es muy reacio a la moderación. Les parecerá que te has vuelto aburrido. Y en parte tienen razón: la moderación es aburrida. Se aleja de la búsqueda constante de la exaltación-euforia, tan presente en nuestra sociedad.

Pero piénsalo. Esa búsqueda de nuevos y más potentes estímulos afecta a tu salud. De forma insidiosa. Como una serpiente que se cuela por un agujero en la pared y acaba dentro de tu patio.

Y seamos francos: muy pocos consiguen un estado de moderación sostenido. La vida, tus aspiraciones y objetivos tienden a obligarte a no ser moderado. Yo, que estoy escribiendo estas líneas sobre la moderación, hasta el día de hoy no he conseguido tener una vida moderada. Mi vida siempre ha estado claramente desequilibrada hacia el trabajo, con frecuencia rozando lo obsesivo, y muchas veces lo poco saludable.

¿Quién soy, entonces, para aleccionar a nadie sobre los peligros de la no moderación? Alguien que la ha sufrido en sus propias carnes.

Si quieres dejar espacio a la salud en tu vida, esfuérzate cada día por mantener una actitud moderada en todos los aspectos posibles la mayor parte del tiempo. Al principio encontrarás mucha resistencia. Después encontrarás paz. No necesitarás más. Serás feliz con menos. Verás con ojos sorprendidos los esfuerzos titánicos que hace el mundo para alejarse del centro y probar los extremos. Tú, mientras tanto, te mantendrás como espectador de la locura, ejerciendo tu virtud. Recuerda: la salud está en el centro.

31

Estás hecho para estar en movimiento

El ser humano necesita moverse para preservar su salud. Sin movimiento, no se puede alcanzar ni mantener un estado de salud duradero. Esto, como otros muchos condicionantes de la salud, tienen un origen evolutivo. Si queremos entender nuestro presente, tenemos que mirar al pasado.

La mayoría de las especies cercanas a nosotros, como los chimpancés, viven pocos años más allá del final de su etapa reproductiva. Dado que la reproducción es uno de los principales objetivos en el curso vital de cualquier especie, cuando finaliza la etapa fértil la esperanza de vida cae de forma rápida. La naturaleza no da mucho valor a un chimpancé viejo. ¿Por qué debería ser diferente en el ser humano? ¿Qué valor tienen o han tenido los individuos más envejecidos en las poblaciones ancestrales?

Muchísimo.

En las sociedades cazadoras-recolectoras, que los abuelos y, sobre todo, las abuelas contribuyan a la recolecta, o incluso a la caza, es un elemento indispensable para la supervivencia del grupo, ya que permite ahorrar energía a las madres, que tienen que pagar los altos costes energéticos de la reproducción, lactancia y cuidado de los niños. Ilustrando esto, podemos encontrar relación entre el número de abuelos en un grupo de cazadores-recolectores modernos determinado, y la mortalidad infantil, una de las principales causas de muerte. A más abuelos, menor mortalidad infantil.

Pero para que los abuelos y las abuelas puedan contribuir de esta forma, necesitan un estado de forma física excelente hasta etapas muy avanzadas de la vida. No deben suponer una carga para los más jóvenes, llenos de energía y fuerza. Y eso solo se consigue mediante el movimiento continuo a lo largo de la vida, que mantiene las capacidades físicas en buena forma hasta poco tiempo antes de morir. Esta es la llamada «hipótesis de los abuelos», que explica cómo la actividad física nos ha supuesto una ventaja evolutiva al permitirnos ser útiles durante más tiempo.[11] Como los abuelos facilitaban la vida a los más jóvenes, se incrementaban las posibilidades de supervivencia del grupo en general, y, desde una perspectiva darwiniana, ser un abuelo funcional y activo constituiría una característica positiva que perduraría en el tiempo.

Como curiosidad, lo mismo ocurre con las orcas, animales inteligentísimos. Las abuelas orcas, por su elevado conocimiento y experiencia, ahorran mucha energía y recursos a los individuos más inexpertos y jóvenes enseñándoles a cazar y a desenvolverse con soltura en su ecosistema.

En cierto modo, la actividad física nos ha hecho prosperar como sociedad y como especie.

Dejando de lado la perspectiva evolutiva, ¿cómo nos beneficia la actividad física a nivel individual?

Podríamos hacer muchas analogías y metáforas, pero una de mis favoritas consiste en equiparar el movimiento al sistema de reparación del cuerpo humano. El movimiento inicia procesos de mantenimiento celular solo equiparables al descanso nocturno.

La actividad física da lugar a la eliminación y renovación de proteínas, ribosomas o mitocondrias anómalas (autofagia, ribofagia y mitofagia, respectivamente). Sí, el ayuno controlado puede estimular también estos procesos, pero no al nivel de la actividad física y el ejercicio físico. Al menos si los equiparamos con un número de horas de ayuno que no implique otros problemas adicionales.

El movimiento mantiene en forma el proceso conocido como «proteostasis», el sistema de control de la calidad y funcionalidad de las proteínas que tenemos en todas nuestras células, y cuya alteración da pie al envejecimiento y a enfermedades crónicas no transmisibles. Tus células son fábricas productoras de proteínas. La mayoría de las veces el producto (proteínas) es perfecto en su función y configuración tridimensional, pero conforme pasan los años vamos acumulando proteínas defectuosas, alteraciones en el ADN y estrés oxidativo en nuestras células. De la eficiencia de tu maquinaria reparadora depende que esas alteraciones se subsanen y queden en anécdota, o que se acumulen hasta que el funcionamiento celular normal sea imposible.

Al requerir mucha energía, el movimiento promueve la creación de nuevas mitocondrias, que son las pequeñísimas organelas celulares encargadas de la producción de energía. Cuando tu cuerpo precisa energía, se encarga de crear esas pequeñas «centrales energéticas». Cuando no tiene sentido crearlas es cuando nos pasamos las tardes tirados en un sofá.

El movimiento permite la correcta circulación de la sangre, oxígeno y nutrientes, facilitando su correcta dispensación a todo el volumen celular. Es una herramienta que ayuda a conectar y perfundir a todas las células.

También mantiene tu salud metabólica y te acerca a una composición corporal saludable.

Durante el movimiento pensamos mejor, nos sentimos mejor y somos más creativos. Muchas de las ideas de este libro y las que plasmo en los vídeos de YouTube son hijas del movimiento. El movimiento es un *zeitgeber*, es decir, un input o estímulo que nuestros relojes biológicos tienen muy en cuenta para facilitar o dificultar el descanso nocturno. Si te mueves durante el día, es más probable que descanses bien por la noche. El movimiento aumenta nuestras defensas antioxidantes y nos hace más resilientes ante el estrés oxidativo, algo de lo que no se escapa nadie. No hay crema, loción o sérum que imite su poder antiedad.

Si te mueves, mejorarás la capacidad de respuesta inmunitaria y estimularás procesos de inmunovigilancia mediante los cuales las células inmunológicas encargadas atacan células cancerosas incipientes (premalignas), evitando el desarrollo último de neoplasias. Las llamadas «células *natural killer*» tienen esa función, y su número se incrementa considerablemente con el ejercicio.

También equilibrarás los dos brazos de nuestro sistema nervioso autónomo: el simpático y parasimpático, lo que te ayudará a resistir mejor las embestidas del estrés agudo y crónico.

Al igual que el agua estancada tiende a acumular microorganismos y a ser de mala calidad, la falta de movimiento es el caldo de cultivo para que aparezca la enfermedad.

Una persona activa de setenta kilos emplea a lo largo del año más de 17.000 calorías en procesos de reparación y mantenimiento derivados de la actividad física y el ejercicio. Esta cifra puede que se duplique o triplique en atletas de élite. Sin embargo, una persona sedentaria del mismo peso emplea solo 4.000 calorías al año en dichos procesos.[11] La diferencia de calorías irá a parar, casi en su totalidad, a depósitos adiposos (grasa) en el caso del individuo sedentario. Pero la clave no está ahí, la clave está en dónde no han ido a parar esas calorías. Es decir, qué procesos se han dejado de hacer (recuerda el sistema de reparación y mantenimiento celular). Y si esta diferencia anual de 17.000 calorías te parece anodina utilicemos otra vez el poder del interés compuesto.

La diferencia entre el gasto energético de un oficinista que dedica al día veinte minutos de actividad física, (diez minutos para ir y diez para volver de su trabajo) y un atleta recreacional que dedica dos horas al día al entrenamiento puede irse a las 282.000 calorías al cabo de veinte años. Esas casi 300.000 calorías, en el caso del deportista, se han empleado en muchas cosas diferentes: algunas en la propia actividad deportiva, sea la que sea; pero otras muchas en los procesos de reparación tisular y mantenimiento celular que estamos describiendo.

¿Qué ocurre en el caso del sedentario? Pues que esas casi 300.000 calorías no empleadas suponen un estorbo para su metabolismo. Y, por supuesto, muchas acabarán en sus depósitos de grasa visceral o subcutánea, aumentando el riesgo cardiometabólico.

Por lo tanto, no pienses solo en el ejercicio como una forma más de gastar calorías y evitar engordar. Piensa también en qué se emplean esas calorías. Aunque la mayoría se destinen a la contracción muscular, muchas otras se emplean en mantener a punto tu maquinaria celular y, por lo tanto, en evitar la enfermedad.

El que te guste o no te guste moverte no es importante. Si has llegado hasta aquí entiendes a la perfección que mantener tu salud no siempre es agradable a los sentidos y que el camino correcto no suele ser el más placentero. La paradoja es que, vencida la gran resistencia inicial que a muchas personas les impide comenzar, se suele desarrollar un gusto por la actividad física, e incluso por el ejercicio físico.

La única recomendación válida aquí es: empieza. Empieza por poco, pero empieza. Haz lo que puedas. Adapta el movimiento a tus lesiones, movilidad o circunstancias. Siempre que tengas el control motor de tus músculos, o de alguno de ellos, puedes hacer ejercicio físico.

32

La dieta ancestral humana no existe

¿Existe una dieta humana ideal? ¿Un conjunto de alimentos y patrón de ingesta que minimice la posibilidad de enfermar? ¿Qué podemos aprender de las poblaciones cazadoras-recolectoras modernas? ¿Cómo es posible que no tengan problemas de corazón, diabetes o cáncer? ¿Qué comen, cómo se mueven y qué hacen en su día a día? ¿Podemos seguir sus pasos o es imposible aquí, en nuestro entorno?

Sí, has leído bien. Hay grupos humanos donde el cáncer, la obesidad o la enfermedad cardiovascular son casi anecdóticos. Si esos grupos humanos están libres de los problemas que nos matan, por qué no aprender de ellos.

Un cazador-recolector es un ser humano cuyo medio de vida es la caza, la pesca y la recolección de vegetales comestibles. Durante al menos el 90 por ciento de nuestra historia, hemos sido cazadores-recolectores, por ello, muchos investigadores argumentan que este es el estilo de vida al que estamos adaptados, y no nuestro estilo de vida actual caracterizado por el sedentarismo, el estrés y la sobrealimentación.

Veamos más en profundidad cómo viven estos grupos cazadores-recolectores modernos, qué tienen en común todos ellos, cuáles son sus hábitos y en qué se diferencian de los nuestros. Quizá así seamos capaces de destilar aquello que nos pueda ser de utilidad en nuestro mundo occidentalizado, quedarnos con lo que nos sirve y eliminar lo inútil.

No existe un único estilo de vida cazador-recolector, puesto que hay muchos grupos diferentes con gran dispersión geográfica, siendo los siguientes los más estudiados por la comunidad científica.

- Los tsimanés (Bolivia) obtienen la mayoría de sus calorías de carbohidratos complejos y ricos en fibra, como plátano macho, maíz, yuca, arroz y plátano. Comen con una frecuencia baja carne de caza salvaje (aunque por temporadas comen bastante) y pescado con mayor frecuencia.
- Los hadzas (Tanzania) cubren con miel hasta un 15 por ciento de sus calorías diarias, sobre todo cuando no han cazado suficiente. ¡En algunos meses ese porcentaje puede elevarse hasta el 50 por ciento! Al margen de la miel, se alimentan a base de tubérculos y carne de caza. Otro de sus alimentos preferidos es la fruta del baobab, rica también en azúcares simples. Por lo tanto, los hadzas consumen bastantes azúcares, pero no conocen las enfermedades de la civilización.
- Los habitantes de Kitava (Papúa Nueva Guinea) fueron estudiados por Staffan Lindeberg, pionero en el estudio científico de los cazadores-recolectores,[12] quien quedó totalmente sorprendido por la baja incidencia de enfermedad coronaria entre su población. No son cazadores-recolectores en el sentido estricto del término, ya que se alimentan de sus propios cultivos de tubérculos, como el boniato, y de fruta, pescado y coco (alto en grasas saturadas). Los ultraprocesados suponen menos de un

1 por ciento en su dieta. El 70 por ciento de sus calorías provienen de carbohidratos y hasta el 80 por ciento de ellos fuman cada día.

- Los inuit, de las regiones árticas de Norteamérica, siguen una dieta alta en grasa y proteína animal, que a veces se utiliza como el ejemplo clásico de dieta cetogénica. Sin embargo, gracias a diferentes variables genéticas, la mayoría no alcanzan un estado de cetosis nutricional sostenido.
- Los masáis (Kenia y Tanzania) cubren gran parte de su dieta con leche de vaca y sangre.
- Los pirahã, en el Amazonas (Brasil).
- Los san, en África.
- Los achés, en Paraguay.
- Y muchos otros distribuidos a lo largo y ancho del globo.

¿Qué nos enseña esto?

Que se pueden tener dietas radicalmente diferentes y no padecer las llamadas «enfermedades de la civilización». También nos enseña algo en lo que quizá no hayas pensado: en su contexto, incluir azúcares simples en mayor cantidad a la recomendada en Occidente (hadzas), o tener un consumo elevado de proteína y grasas de origen animal (masáis, inuit) no es deletéreo en absoluto. Tampoco basar la dieta en carbohidratos (Kitava, tsimanés) genera obesidad o resistencia a la insulina (en su contexto).

¿Cómo puede ser esto? ¿No es el azúcar uno de los elementos que más nos enferman? ¿No teníamos que limitar mucho las grasas animales? ¿Podemos comer carne roja con frecuencia y que eso no afecte a nuestra salud?

Si todo esto te sorprende es que sufres de miopía nutricional. El contexto global es mucho más importante que uno o dos alimentos en particular. Cuando hablamos de estilo de vida hay que fijarse en el bosque más que en los árboles. Y el entramado de hábitos de estas poblaciones es del todo diferente al nuestro.

¿Qué enfermedades sufren los cazadores-recolectores?

La mortalidad infantil en estas poblaciones sigue siendo muy alta. De hecho, es la principal causa de muerte junto con las enfermedades infecciosas. Sin embargo, si logran llegar a la edad adulta, la mayoría goza de una esperanza de vida similar a la que tenemos en Occidente. Es decir, esa idea de que los cazadores-recolectores se mueren a los cuarenta años es un gran mito.

La esperanza de vida es más baja porque hay mayor mortalidad en la infancia y adolescencia por causas que en Occidente ya no suponen un problema. Por lo tanto, como hay muchos individuos que no alcanzan la edad adulta, la esperanza de vida media desciende de manera considerable, dándonos esas estadísticas y haciéndonos creer que todos viven unas pocas décadas.

Algunos cazadores-recolectores, sorprendentemente, tienen altos niveles de inflamación crónica debido, según ciertas hipótesis, a infecciones subclínicas padecidas a lo largo de la vida (están mucho más expuestos a virus, bacterias y parásitos). Otro gran contraste que choca de frente con lo que sabemos, o creemos que sabemos. La inflamación crónica está muy relacionada con enfermedades metabólicas, cardiovasculares y cáncer, entre otras. No obstante, en el contexto de estas poblaciones, parece no ser tan negativa, a la vista de la baja incidencia y prevalencia de estas enfermedades.

Otros muchos mueren de forma prematura por infecciones no tratadas o mal tratadas, por accidentes, ataques de animales o violencia entre individuos.

Sin duda, no te cambiarías ni una sola semana por cualquiera de estos individuos, pero sí hay elementos aislados de su vida que deseamos. Veámoslos.

¿QUÉ PODEMOS APRENDER DE ELLOS?

La mayoría de los grupos cazadores-recolectores tienen una bajísima prevalencia de enfermedad coronaria.[13] Recordemos que es la enfermedad que más mata en el mundo occidental. No tienen infartos de miocardio o anginas de pecho. Su sistema cardiovascular se mantiene más sano durante más tiempo. Y todo ello, a veces, con ingestas de azúcares simples o grasas saturadas que aquí consideraríamos «excesivas». Recordemos que su marco situacional es bien distinto.

No tienen diabetes tipo 2, obesidad o resistencia a la insulina, simplemente estas enfermedades no existen en las poblaciones cazadoras-recolectoras. Sin embargo, aparecen cuando estos individuos cambian de país, cultura y costumbres, cuando pasan de caminar catorce o quince kilómetros todos los días a tener trabajos de oficina.

La incidencia del cáncer es muy baja. Aunque es muy difícil conocer la prevalencia real del cáncer, puesto que no hay métodos diagnósticos y las causas de muerte no están bien documentadas o esclarecidas. En todo caso, en las series de individuos estudiados en los trabajos publicados, la prevalencia es bajísima.

Como te decía, seguro que no te cambiarías por ningún cazador-recolector. Pero quizá, en un esfuerzo integrador, podamos evaluar qué elementos de su entorno y marco vital podemos aplicar a nuestra rutina diaria, de cara a reducir el impacto que la enfermedad crónica tiene sobre nosotros.

La variedad de alimentos que comen es amplia, pero no excesiva. Cuanta más variedad de alimentos tenemos delante, más comemos y más tardamos en sentirnos saciados, un concepto a veces acuñado como «efecto buffet» o saciedad sensorial específica. Esto es especialmente cierto si los alimentos disponibles son hiperpalatables o muy estimulantes a nuestros sentidos, y no tanto si hablamos de alimentos no procesados. Por lo tanto, una dieta variada es saludable, pero una dieta variada en extremo aumenta el riesgo de obesidad y otros problemas (al menos en nuestro contexto). Un buen experimento consistiría en darles acceso durante un periodo temporal delimitado a un buffet libre, y ver qué ocurre con sus parámetros de salud. El buffet ejemplifica muchos elementos perjudiciales de nuestro entorno: hiperdisponibilidad alimentaria, amplísima variedad de elección, hiperpalatabilidad, fácil acceso y falta de límites.

No tienen acceso a ultraprocesados o estos suponen menos de un 1 por ciento de la dieta. Recuerda que la dieta occidental se caracteriza por la elevada presencia de calorías procedentes de productos ultraprocesados como congelados prefritos, carne procesada, o harinas refinadas.

Todos cocinan su comida. Otra característica occidental es la delegación progresiva del acto de cocinar, manifestación también del desequilibrio vital que sufrimos. Nuestros trabajos ocupan todo el día y nos hemos convencido de que «no tenemos tiempo de cocinar». Convicción peligrosa que constituye la puerta de entrada a los productos precocinados, da pie a comer fuera con una frecuencia alta o facilita al auge de las aplicaciones que te traen a casa cualquier cosa en diez minutos.

El porcentaje de grasa corporal no suele sobrepasar el 25 por ciento en las mujeres y el 15 por ciento en los hombres, y se mantiene bastante estable a lo largo de la vida. En España, la prevalencia de individuos con sobrepeso y obesidad (en conjunto) supera la prevalencia de individuos con normopeso. La cantidad de individuos con exceso de adiposidad también es muy superior a la de los que presentan una composición corporal saludable.

No tienen exposición a pantallas y su higiene circadiana es óptima. Por la noche, se exponen a la luz roja que emite el fuego, la cual ha demostrado mejorar la calidad del descanso y tener otros efectos positivos sobre la salud.[14] Muchos adolescentes suelen caer rendidos por agotamiento con el teléfono móvil en la mano mientras ven *reels* de Instagram o tiktoks, lo cual altera en profundidad la producción de melatonina y la capacidad de recuperación nocturna. Por la mañana, rinden con dificultad en el instituto, y por la tarde, su familia se pregunta a qué especialista médico llevarlos para ver qué está pasando.

Todas las poblaciones conocidas son omnívoras, pero suele existir un predominio de alimentos de origen vegetal, aunque no en todos los grupos (los inuit y los masáis llevan una dieta con predominio de alimentos de origen animal). Es decir, la mayoría siguen una «dieta basada en plantas». Aunque no podemos generalizar, el patrón de consumo más habitual en Occidente abusa de la proteína animal, y sobre todo de la carne procesada, el elemento más perjudicial dentro de dicha categoría.

La disponibilidad de energía y alimentos es mucho más escasa. Comen alimentos con baja densidad energética y alta densidad nutricional. De hecho, la densidad energética media se aproxima a 1,65 kcal/g,[15] cuando una dieta occidental típica sobrepasa las 2 kcal/g. Es probable que se mantengan en un ligero déficit calórico o en una dieta isocalórica la mayor parte del tiempo, de ahí sus estables porcentajes de grasa corporal. ¿Nosotros? Exceso crónico de energía, mantenido a veces durante décadas. No es casualidad que nuestro porcentaje de grasa corporal siga aumentando conforme envejecemos hasta dar lugar a una meseta en las últimas dos décadas de vida.

Tienen una actividad física elevada, la mayoría camina entre ocho y quince kilómetros diarios. Los hadzas acumulan una media de ciento treinta y cinco minutos diarios de actividad física moderada-intensa. Nosotros salimos a comprar el pan, a recoger a los niños del colegio y, como mucho, a dar un paseo el domingo por la mañana con la familia antes de la barbacoa. No estamos preparados para una vida tan estática.

No entrenan, pero están muy en forma dado que la caza y la recolección son actividades físicamente exigentes. Las mujeres caminan larguísimas distancias a diario, a veces con el peso de los niños en la espalda. La fuerza de agarre de las mujeres hadzas duplica con facilidad la de las mujeres contemporáneas. Mismo ADN, diferente ambiente.

A excepción de algunas poblaciones como los hadzas, **su consumo de azúcares simples es muy bajo** y suelen predominar los carbohidratos complejos como tubérculos y raíces. Nuestra principal fuente de carbohidratos son los azúcares simples y los carbohidratos refinados, encontrados casi siempre en productos alimenticios, no en alimentos.

Duermen una media de seis o siete horas al día. Sin despertadores. Se levantan gracias a la luz natural. Nuestro ejemplo es bien diferente. Dormimos lo que podemos. Caemos dormidos cuando la ansiedad nos lo permite. Nos levantamos con taquicardia cuando suena el infernal despertador martilleándonos el tímpano. No tenemos posibilidad de descansar durante el día y creemos que dormir diez horas el fin de semana va a compensar este despropósito.

No beben alcohol o el consumo es muy bajo. El alcohol es nuestro ansiolítico número uno, y está presente en nuestra vida en una frecuencia mucho mayor de la que estamos dispuestos a reconocer.

Tienen una composición de la microbiota más saludable, con mucha mayor diversidad bacteriana que en Occidente. Nuestra microbiota cada vez es más limitada y menos diversa, debido al sobreuso de antibióticos, a la higiene neurótica, al estrés crónico, a la falta de fibra fermentable y al consumo de alcohol.

Comen mucha más fibra que nosotros. Los hadzas llegan hasta 80-150 gramos de fibra al día. Nosotros, a los 20-30 gramos como mucho, a veces menos.

Conservan muy bien la masa muscular hasta etapas avanzadas de la vida. La sarcopenia como entidad clínica es una de las epidemias silenciosas que más daño está haciendo en Occidente, y la única forma de detenerla es incrementando la actividad física y poniendo en práctica programas de entrenamiento de la fuerza muscular que compensen nuestro estilo de vida defectuoso.

Y me atrevería a decir: **no ven la muerte como un enemigo del que huir despavoridos**, generando conductas hipocondriacas que paradójicamente se alejan de la salud. La ven, al igual que el nacimiento, como parte de la vida, abrazándola cuando llega y sin mostrar mayor resistencia.

PERO ¿NO ES LA GENÉTICA?

Podrías pensar que la genética de estas poblaciones es muy diferente a la nuestra y que ese es el principal determinante de su mejor salud cardiometabólica y general. Pero no es el caso.

Cuando los aborígenes australianos hacen una transición de un estilo de vida cazador-recolector a un estilo de vida occidentalizado, casi invariablemente desarrollan obesidad, diabetes tipo 2, hipertrigliceridemia, hipertensión arterial, hiperinsulinemia y resistencia a la insulina, todas características del síndrome metabólico.

Es decir, cuando un cazador-recolector cambia su estilo de vida activo por un trabajo de oficina y empieza a almorzar y cenar pollo frito con refresco de cola, la posibilidad de desarrollar nuestras enfermedades es altísima.

Por lo tanto, es el ambiente el que determina su mejor salud, no su genética.

¿QUEREMOS SER CAZADORES-RECOLECTORES?

Aunque a veces se romantice el estilo de vida cazador-recolector, poca gente cambiaría su teclado y su ratón por las herramientas de caza. La mayoría de ellos llevan una vida muy dura, muy física, donde predomina la incertidumbre, donde la mortalidad infantil es una amenaza y donde cada día es una batalla por sobrevivir.

Muy diferente de nuestro estilo de vida acomodado, donde el mayor esfuerzo físico puede ser un trote suave durante media hora los lunes, miércoles y viernes.

Los cazadores-recolectores mueren de lo que nosotros no (mortalidad infantil, infecciones, traumatismos) y, paradojas de la vida, nosotros morimos de lo que ellos no (enfermedad cardiovascular, cáncer, enfermedades metabólicas).

Entonces, ¿cómo conciliar lo mejor de ambos mundos?

Es muy difícil.

Es un modelo de estilo de vida no transferible a nuestra civilización, cultura y costumbres. Por mucho que queramos, nuestro estilo de vida no se parecerá al de un cazador-recolector. Vamos a seguir estando expuestos a hamburguesas de cerdo deshilachado y cebolla caramelizada, a trabajos estresantes y a pantallas hiperestimulantes. Por ello tenemos que hacer ejercicio físico para compensar en parte los efectos negativos de una vida más sedentaria, y, dada la amplísima disponibilidad de opciones alimentarias y tentaciones diversas, tenemos que hacer uso de nuestra fuerza de voluntad y modificación del ambiente si no queremos caer en las garras del sobreconsumo y los problemas derivados.

En todo caso, las poblaciones cazadoras-recolectoras actuales pueden enseñarnos mucho sobre cómo prevenir las enfermedades que nos están matando. Si hemos dicho que la genética no es el factor determinante, tiene que ser el ambiente.

Intentar llegar a un punto intermedio y añadir a tu estilo de vida aquellos factores propios de ellos que sea viable añadir, como más actividad física, más fibra y menos ultraprocesados, son pasos ganadores para reducir las posibilidades de enfermar.

Y hay un punto crucial y subestimado del que podemos aprender mucho. No solo se trata de aumentar el número de años de vida, sino de vivir bien hasta el final de la vida, ocurra cuando ocurra. Y, a poder ser, que ese final llegue de forma rápida y el periodo de incapacidad sea el más corto posible.

Si los cazadores-recolectores sobrepasan los cuarenta años de vida, es muy probable que vivan en buena forma física hasta el final de su vida. El reto es morir joven lo más tarde posible, no atado a una cama, en una silla de ruedas o habiendo perdido tus facultades cognitivas.

CONCLUSIÓN

Existen multitud de dietas diferentes a las que el ser humano está adaptado y con las que puedes tener una salud excelente. La dieta ideal ancestral no existe.

Es inocente pensar que en regiones tan geográficamente dispersas y culturalmente distintas predomina una única dieta o estilo de alimentación. Más que una dieta ancestral común, lo que comparten todas las poblaciones cazadoras-recolectoras es lo que NO hacen: no son sedentarios, no comen ultraprocesados, no abusan del alcohol, no viven de forma individualista y un largo etcétera.

Como sociedad, a veces no comprendemos a estos grupos de población que se resisten al «progreso». Cabe preguntarse qué es el progreso, porque es evidente que en muchas áreas de la vida humana ellos están mucho más «adelantados» que nosotros. ¿Es el progreso obsesionarnos con ganar dinero hasta el punto de perder nuestra salud y relaciones personales? ¿Es el progreso hipotecar tu juventud para poder comprarte con cincuenta años una casa mirando al mar? ¿Vivir con la benzodiacepina en el bolso es estar más avanzados? ¿La cultura del odio y la cancelación que estamos viviendo es progreso?

Por lo tanto, aprendamos de las poblaciones cazadoras-recolectoras. Tienen mucho que enseñarnos. Son el recordatorio viviente de quiénes somos y de dónde venimos. Y, por desgracia, con toda probabilidad pronto dejarán de existir.

33

La salud favorece al que actúa

Cuando nuestra salud física o mental se ven resentidas, nos quedamos atrapados en un estado de susceptibilidad y vulnerabilidad. En estas circunstancias, tendemos a replegarnos sobre nosotros mismos, a escondernos de los problemas, o al menos a refugiarnos de ellos todo lo posible. Es una actitud defensiva que todos hemos llevado a cabo alguna vez.

Como el adolescente con un diagnóstico reciente de diabetes tipo 1 que se niega a evaluar periódicamente sus niveles de glucosa y a ponerse correctamente la insulina. Cree que, si ignora el problema, desaparecerá. Una fase de negación típica que ocurre con mucha frecuencia y a la que cualquier médico se ha enfrentado. Sin embargo, cuando lo ignoramos, el problema no solo no desaparece, sino que vuelve con más fuerza.

O como el padre de familia que sabe que, después del primer infarto, tiene que bajar el ritmo de trabajo y dejar de fumar, pero se resiste a seguir las recomendaciones que su mujer e hijos le dan a diario.

O aquel que siempre busca que le saquen las castañas del fuego. Antes de empezar a entrenar, se compra una faja reductora. Antes de empezar a hacer dieta, se pasa por la herboristería para conseguir un quemagrasa. Cuando va al endocrino, no pregunta por un plan de alimentación, pregunta por los famosos fármacos para adelgazar. Antes de hacer, quiere que hagan por él o ella.

Todos han caído en las garras del inmovilismo. Todos están paralizados por una situación vital muy negativa. Por su problemática individual. Siguen afincados en antiguos hábitos que repiten de forma mecánica y sin atención consciente, esperando que algo pase.

Pero nada ocurre.

La salud requiere acción. Acción dirigida, no acción descontrolada. Requiere avanzar. Inercia. Empezar cosas. Terminarlas. Probar diferentes llaves en una misma cerradura hasta dar con la buena. Después, cambiar de cerradura y repetir el proceso.

Modificar tus hábitos es un procedimiento de ensayo y error en un gran porcentaje de los casos, no una fórmula matemática. Lo que le funciona a tu vecino es posible que a ti no te funcione. Hay demasiadas variables en juego como para tener recetas universales. Ni siquiera la ciencia, en la mayoría de las ocasiones, puede ofertar recetas universales que te funcionen el cien por cien de las veces. Al menos cuando hablamos de hábitos de vida.

Si quieres modificar tu situación actual, toca aventurarte a probar cosas nuevas, aun desconociendo si funcionarán o no. Algunas te parecerán una tontería, una pérdida de tiempo o un sinsentido. Pero lo que para ti tiene sentido te ha llevado a tu situación actual. Lo «habitual» te ha traído problemas. Lo que crees correcto puede no serlo. Quizá tu «normal» se desvíe por completo del camino adecuado.

Es muy fácil seguir haciendo lo mismo de siempre y esperar resultados diferentes. Todos hemos estado ahí en algún momento.

Comemos lo mismo. Cenamos lo mismo. Repetimos el mismo patrón de movimiento de siempre y nos relacionamos con las mismas personas. ¿Qué esperas entonces? Si vives en piloto automático, reproduciendo una y otra vez los mismos hábitos, obtendrás exactamente los mismos resultados. En un estado de inconsciencia, vas a revivir, día tras día, justo lo mismo. Hasta que tu realidad te resulte tan repugnante que te haga vomitar. Y esto no es nada místico, es lo que es.

Un cambio real en tu salud requiere acción. Por muy cómodo que estés con tus hábitos, por mucho tiempo que lleves practicándolos, puedes cambiar. Puedes añadir un entrenamiento interválico de alta intensidad de diez minutos antes de ir a trabajar. Puedes cambiar la tostada de pan blanco del desayuno por unos huevos revueltos. Puedes ser consciente de que te enfadas con demasiada facilidad y trabajar activamente por cambiarlo. Puedes empezar a relacionarte con personas que estuvieron en tu situación y han conseguido trascenderla. O pedir ayuda profesional para escapar de la ansiedad crónica. Puedes dar muestras de amor a quienes te las dan a ti. Puedes probar con el ayuno intermitente. Puedes empezar a leer libros diferentes, a ver programas diferentes en la televisión, a seguir a influenciadores diferentes en las redes sociales. Puedes cambiar.

Puedes.

¿Es difícil? Por supuesto.

Estamos cableados para no cambiar. Una vez asentada una conducta, buena o mala, se replicará con poco esfuerzo voluntario por tu parte. Mejorar tu salud requiere, en todos los casos, ser consciente de tus hábitos, de tus acciones cotidianas, de tus patrones de pensamiento, de tus emociones, de lo que te enciende y de lo que te apaga. En definitiva, ser un gran observador de ti mismo. Un estudioso de tu persona.

Esto no excluye el dejarse asesorar y seguir buenas recomendaciones de buenos profesionales, pero has de tomar un papel activo en el que tú tengas el control. A veces, la acción necesaria es precisamente buscar ayuda, ayuda que no queremos buscar cuando estamos de fango hasta las orejas. Otras veces ni siquiera asumimos que estamos de fango hasta arriba, y seguimos a duras penas por la vida, diciendo:

«Estoy bien».

«Siempre lo he hecho así».

«Déjame, sé lo que hago».

«¿Estrés, ansiedad? ¿Ir al psicólogo o al psiquiatra? ¿Me estás diciendo que estoy loco?».

Si actúas, ocurren cosas. En el peor de los casos, habrás encontrado algo que no funciona, y eso es positivo. Un alimento que te produce distensión abdominal. Un ejercicio que aumenta mucho tu dolor de rodilla. Un tema de conversación que sabes que acabará mal. Que no toleras el ayuno.

Pero es que la salud, en parte, es eso: ir buscando hasta que algo haga clic. Hasta que encuentres tu rutina. Hasta que encuentres tu dieta. Hasta que encuentres tus formas no dañinas de relajarte. El juego de la salud empieza, pero nunca acaba. No esperes. Esperar a que ocurra algo solo conseguirá que siga pasando el tiempo. La inacción es la peor actitud si queremos mejorar nuestra salud.

Recuerda: la salud favorece al que actúa.

34

Cómo morir joven
lo más tarde posible

¿Cuál es la receta para una vida longeva libre de enfermedad? ¿Hay un conjunto de hábitos que, religiosamente cumplidos, nos puedan acercar a los cien años, o nos permitan superarlos? ¿Es cierto que quienes nacen hoy sobrepasarán estas cifras con facilidad? ¿Ha nacido ya la primera persona que cumplirá ciento cuarenta años? ¿Está la medicina cerca o lejos de hacernos vivir eternamente? ¿Es bueno que vivamos tanto, o es peligroso para la humanidad? ¿Cómo podemos conseguir no solo vivir más, sino vivir mejor? ¿Nos debemos conformar con una vida longeva a cualquier precio?

El ser humano más longevo del que tenemos constancia y evidencia vivió ciento veintidós años y fue la francesa Jeanne Calment. Me hubiera encantado preguntarle personalmente si le mereció la pena estar tanto tiempo aquí.

Aunque nos fascina la longevidad y fantaseamos con la inmortalidad, la realidad es que la longevidad extrema, por el momento, no es nada frecuente.

El récord de longevidad se sitúa en ciento doce años en Alemania, ciento trece años en Suecia y ciento catorce en España e Italia, países vecinos con un estilo de vida comparable. Todas las personas que marcaron dichos récords fueron supercentenarias. Un supercentenario es una persona con ciento diez años o más y, supuestamente, un gran número de estos individuos tan longevos se concentran en diferentes zonas del globo debido a las características inherentes a dichas regiones.

Son, como sabes, las denominadas «zonas azules», objeto de curiosidad y estudio científico en las últimas décadas. ¿Por qué nos fascina la longevidad? En parte, por esa obsesión por vencer a la muerte que, me atrevería a decir, nace del propio miedo a la misma y que, sin duda, es responsable de muchos de los males de nuestra cultura.

Nuestro desarraigo espiritual y la creencia desmedida en que la ciencia nos salvará de todos los males nos ha lanzado de cabeza a luchar contra la muerte. Precisamente ese es el problema: creemos que la muerte es un «mal» que hay que erradicar. Una enfermedad de la que tenemos que curarnos cuanto antes.

Pero esta obsesión por la longevidad saludable tiene también una justificación científica y demográfica. Necesitamos conocer cuál es la forma óptima de envejecer en las mejores condiciones posibles, no solo con afán egoísta, sino por el bien de la sociedad.

Dentro de pocas décadas, un cuarto de la población mundial tendrá más de sesenta y cinco años. En cuanto al número de centenarios en España, a comienzo de milenio existían registradas poco más de cinco mil personas y en la actualidad vamos por más de veinte mil. Se prevé superar los doscientos mil centenarios en 2065. Mientras tanto, las tasas de natalidad siguen frenándose también con rapidez.

¿Qué significa esto?

Que avanzamos rápidamente hacia la longevidad, queramos o no, lo que repercutirá de forma irrefrenable en nuestros problemas a nivel social, cultural y económico. Nuestra sociedad envejece, y una sociedad envejecida es una sociedad menos productiva, menos funcional y más cara de mantener. Por ello, tenemos un gran reto por delante.

Volviendo al raro fenómeno de la superlongevidad, hay que tener en cuenta que algunas de las informaciones que nos llegan al respecto acaban siendo completamente falsas. Por ejemplo, en 1973 se publicaron una serie de artículos en *Scientific American* y *National Geographic* que daban cuenta de regiones como el valle de Vilcabamba, en Ecuador, donde existían muchas personas con más de ciento veinte años. Cuando se investigó un poco más a fondo, se descubrió que era falso, fruto de mitos, creencias y leyendas de la zona.

Otras regiones famosas por su supuesto número de centenarios son el Valle de Hunza, en Pakistán, o la región montañosa del Cáucaso. Siempre que se han investigado de forma objetiva y científica estas regiones, se ha concluido que en realidad no existe evidencia de esa longevidad y que la mayoría de los relatos de tal tipo atienden a registros de nacimientos poco precisos o incluso, en algunas regiones, a diferentes formas de contabilizar los años. Y, por supuesto, en otras partes del mundo, a relatos místicos-espirituales que rozan lo legendario y nunca se han podido corroborar.

El límite de Hayflick fue establecido por Leonard Hayflick en 1965 y definía la edad teórica que, en condiciones de vida óptimas, supondría el límite biológico del ser humano. Situaba este límite entre ciento veinte y ciento treinta años. A fecha de la redacción de estas líneas, el límite teórico de Hayflick todavía no se ha superado teniendo en cuenta datos y registros fiables, siendo Jeanne Calment, la centenaria francesa, la que más cerca se ha quedado de hacerlo.

¿CUÁL ES ENTONCES ESA RECETA PARA LA LONGEVIDAD SALUDABLE?

Si lo que persigues es una receta infalible para seguir al pie de la letra, no existe. Sin embargo, algunos de los factores comunes que la investigación sobre longevidad y zonas azules ha podido demostrar son los siguientes. Coge lápiz y papel.

Tener suerte. Es tan obvio como fácil pasarlo por alto. Para llegar a vivir una vida longeva vas a tener que sortear los diferentes peligros que supone vivir: la alta mortalidad infantojuvenil de muchas zonas del planeta, pandemias mortales, accidentes imprevistos o enfermedades crónicas fatales. Aunque no me gusta hablar de suerte, sería muy necio negar el papel del azar a la hora de vivir o morir.

Ser mujer. Aproximadamente, el 85 por ciento de los centenarios y el 90 por ciento de todos los supercentenarios son mujeres. No es ninguna novedad que las mujeres viven más que los hombres. ¿A qué se debe? Principalmente, a genética.

Pero también al estilo de vida y a la famosa tendencia de los varones a correr mayores riesgos.

Aspectos genéticos. Por muy triste que sea y por mucho que nos interese la receta de la longevidad, en gran parte, las personas que llegan a vivir más de cien o más de ciento diez años lo hacen por una genética privilegiada que ha sido potenciada por un estilo de vida adecuado. Se acercaron al límite de Hayflick porque tanto su genética como su ambiente se combinaron de forma positiva. Dicha genética privilegiada no habría podido permitir ciento diez años de vida en Alabama o Lesoto, pero sí en Icaria o en Loma Linda. Este es otro aspecto en el que los dados del destino tienen mucho que decir en cuanto a tu futura longevidad.

Comunidad con lazos estrechos. En todas las zonas azules existen unos vínculos sociales sólidos, estables y cuidados. Ese soporte social es uno de los principales elementos protectores de la salud. Supone un contrapunto al individualismo, la ansiedad social y la soledad que experimentamos en las grandes ciudades occidentales. Recuerda: estamos hiperconectados, pero solos.

Dieta basada en plantas. Si bien no existen zonas azules estrictamente veganas (lo más cercano sería la población de adventistas del séptimo día de Loma Linda), la mayoría siguen una dieta con predominio de alimentos de origen vegetal. Muchas de las zonas azules siguen un patrón mediterráneo: comen verduras, frutas, cereales integrales, frutos secos, legumbres, semillas, especias, carnes magras y pescado consumidos de forma ocasional. Su principal fuente de grasa es el aceite de oliva. Eliminan ultraprocesados o estos suponen una ingesta muy residual. Incluyen café y té verde con frecuencia. El grueso de la evidencia en nutrición apunta hacia este patrón (dieta mediterránea basada en plantas) como el «patrón oro»: el más saludable y protector. Como ocurría en el caso de los cazadores-recolectores, no existe una única «dieta de zona azul» porque geográficamente estas zonas están muy dispersas y culturalmente son muy distintas. Curiosamente, tienen en común todo aquello que NO comen: y la mayoría no comen ultraprocesados.

No comer mucho. Si miramos de cerca las raciones en estas poblaciones, veremos que son mucho más reducidas que las nuestras. En Japón tienen el proverbio *Hara Hachi Bu*, que se puede traducir como «barriga al 80 por ciento», y hace alusión precisamente a esto: las zonas más longevas del planeta no comen hasta reventar, ni siquiera hasta el punto de saciedad. Que sean uno de los países con mayor esperanza de vida no es casualidad.

Altos niveles de actividad física. Al igual que ocurre con las poblaciones cazadoras-recolectoras (aunque en menor medida), en las zonas azules los niveles de actividad física son altos, a menudo por trabajos activos o por ser zonas aisladas donde no hay acceso al transporte público. La actividad física alta es la condición *sine qua non* presente en cualquier población longeva, sin excepción. No hay una población sedentaria que sea longeva. Estamos hechos para el movimiento. Incluso pequeños momentos de actividad intensa repartidos a lo largo del día, como darse una carrera para poder coger el bus o subir una cuesta con las bolsas de la compra, parecen proteger frente a la mortalidad por cualquier causa, el cáncer y la enfermedad cardiovascular. Así lo demuestra un estudio realizado con más de veinticinco mil personas no deportistas.[16]

Higiene circadiana. Los centenarios producen más melatonina, conservan su producción elevada a lo largo de la vida y mantienen mejor sus ritmos circadianos.[17] De hecho, la cantidad de melatonina secretada en las horas nocturnas es un buen indicador de tu longevidad. ¿La mejor forma de disminuir la producción de melatonina? Quedarnos despiertos hasta las tantas mirando el teléfono móvil mientras metemos en una cesta de la compra virtual cosas que no necesitamos.

Ayuno intermitente. Muchos de ellos, sin pretenderlo, tienen una ventana de alimentación muy inferior a la que tenemos en Occidente, de ocho o doce horas a lo sumo, dejando el resto para el ayuno. Aunque aquí a esto lo llamemos «ayuno intermitente», ellos lo hacen de forma intuitiva o por costumbre. Comer durante las horas de sol es una buena forma de hacer ayuno intermitente sin mirar el reloj.

Restricción calórica. Aunque en animales y primates la restricción calórica prolonga indudablemente la vida, el caso en humanos no está del todo claro, pues mantenerla durante mucho tiempo también nos pondría en una situación de fragilidad, facilitando por ejemplo la sarcopenia, el déficit de micronutrientes o un mayor riesgo de fracturas. En todo caso, parece claro que estas poblaciones se mantienen en un muy ligero déficit o situación de equilibrio energético a lo largo de su vida. A diferencia de nosotros, rara vez pasan mucho tiempo en superávit calórico (una situación de exceso de energía, lo opuesto al déficit calórico).

Tener un propósito en la vida. Tener un motivo para vivir, un horizonte visible en forma de metas, proyectos o cosas que hacer da un sentido a los días, disminuye los síntomas depresivos y aporta salud a la población. En Japón lo llaman *ikigai*, la razón por la que te levantas cada mañana.

Bajos niveles de estrés crónico. Culturalmente, en estas zonas llevan un ritmo de vida mucho más tranquilo y sosegado que nosotros, donde no hay lugar a ir corriendo para hacer más y más y más, y no hay un jefe constantemente diciéndote qué tienes que hacer o todo lo que has hecho mal. No son esclavos de los horarios. No tienen que fichar en la oficina. No viven en un ambiente laboral donde se respira competitividad tóxica. Recuerda que el estrés mata, y el estrés crónico es un fenómeno cultural, psicológico y social. Lo peor de todo: lo hemos normalizado. Vivimos bajo un esclavismo autoimpuesto que nos está costando la vida.

Bajo consumo de alcohol. Toman solo vino, no más de una copa al día. No consumen bebidas destiladas. Esto no implica *per se* que el vino sea protector ni que favorezca la longevidad. Podríamos decir que son longevos pese al bajo consumo de alcohol, no gracias al mismo.

Espiritualidad o religión. Curiosamente, el tener algo en lo que creer también es un factor protector y que añade felicidad a la vida de las personas. ¿Por qué? ¿Cuál es la explicación fisiológica de esto? No lo sé, pero es apasionante.

Tener una vida familiar muy activa. Existe mucha cohesión dentro de la familia, se le da mucho valor a la unidad familiar y en todo momento se nutren y cuidan esos lazos familiares. Un gran contraste con nuestro estilo de vida. Cada vez estamos más desarraigados y a veces pasamos meses y años sin ver a los nuestros. Normalizamos el priorizar la vida laboral sobre la familiar. Decimos «la familia es lo primero», pero nuestras acciones reflejan que no es lo primero, ni lo segundo, ni lo tercero.

Estas son las características que contribuyen a la longevidad de los habitantes de las zonas azules, pero llegados a este punto parece necesario añadir algún ingrediente más para no solo vivir más, sino vivir mejor.

Mejorar tu calidad de vida, y no solo tu esperanza de vida. Recuerda: morir joven lo más tarde posible.

35

Cómo añadir vida a tus días

Para disfrutar de un mayor número de años sin discapacidad y enfermedad, tenemos que añadir algunos elementos más a la ecuación. Aunque hemos hablado de muchos de ellos, llegados a este punto merece la pena hacer énfasis en los más importantes. Son elementos que, si están presentes en tu día a día, te ayudarán a llegar en buena forma, física y mental, al final del camino.

ENTRENAMIENTO DE FUERZA

Al igual que no hay envejecimiento saludable sin actividad física, no hay envejecimiento saludable sin ejercicio físico. Al menos no en nuestro entorno. El ejercicio es una herramienta autoimpuesta, pero necesaria, dadas nuestras circunstancias culturales, tecnológicas y sociales.

Entrenar con regularidad atenúa y retrasa todas las características del envejecimiento a nivel celular. Y si las células envejecen menos o más despacio, tú envejeces menos o más despacio. Podríamos decir que estamos ante la herramienta *antiaging* más validada y potente que existe, con diferencia, además de ante el mejor seguro de salud (y de mayor cobertura).

Eso sí, tienes que entrenar no solo con intensidad, también de forma inteligente.

Cuando cruzas la barrera de los cuarenta algunas cosas empiezan a cambiar, normalmente a peor. Como las principales hormonas sexuales empiezan a disminuir, el tiempo que tardas en recuperarte del entrenamiento es mayor. Recuerda que el entrenamiento es un estresor y, como tal, deberías dejar que tu cuerpo se recupere antes de volver a entrenar.

Acertar en la «dosis» de entrenamiento óptima para cada momento de la vida es una tarea necesaria y no siempre sencilla. Quedarte por debajo de la «dosis mínima efectiva» no servirá de mucho, pero superar la «dosis máxima tolerable» es peligroso y contraproducente. ¿El objetivo? Quedarte en el «rango terapéutico» de ejercicio físico, y para ello lo mejor es contar con el apoyo y tutela de profesionales del sector.

Ahondando en cómo el músculo puede hacerte envejecer mejor, podemos considerarlo como el «órgano de la juventud», y esta afirmación tiene poco que ver con el apartado estético. Cuando contraemos la musculatura esquelética, se liberan a la circulación hormonas y moléculas llamadas «mioquinas» o «exerquinas» que modulan el riesgo de enfermar de los diferentes órganos y sistemas.[18] Es la forma que tiene el músculo de comunicarse con el resto del organismo y ejercer influencia sobre él.

Es del todo cierto que cualquier tipo de ejercicio es beneficioso en uno u otro aspecto. Pero si queremos conservar la mayor cantidad de masa muscular, de la mejor calidad, durante el máximo tiempo posible, no nos queda otra que ejercitar la fuerza muscular, de forma específica o en el contexto de alguna otra disciplina deportiva.

Si mantienes el hábito de ejercitar la fuerza hasta fases avanzadas de la vida, envejecerás mucho más despacio, disminuirá el riesgo de enfermedad, serás más capaz de recuperarte si la enfermedad te llega y te mantendrás más funcional y capaz de disfrutar de tus días. En pocas palabras, como dice el famoso entrenador de fuerza Mark Rippetoe: una persona fuerte es más difícil de matar y más útil en general.

ACTIVIDAD FÍSICA

No debemos confundir ejercicio físico con actividad física. La actividad física se define como cualquier movimiento corporal producido por los músculos esqueléticos, con el consiguiente consumo de energía (OMS, 2022). En este sentido, incluye el ejercicio físico, aunque este se diferencia en que se trata de una actividad estructurada, repetitiva y planificada que se efectúa con el objetivo de mejorar la salud, la estética o el rendimiento de la persona.

Aquellas personas que consiguen sobrepasar la barrera de los diez mil pasos diarios, aunque parezca un número arbitrario, viven más y mejor. Además, recientemente hemos comprobado que aquellos que caminan más rápido tienen menor riesgo de sufrir enfermedades como el cáncer o afecciones cardiovasculares.[19] En todo caso, si no puedes llegar a tal cifra, quedarte entre seis mil y siete mil pasos al día ya aporta algunos de los beneficios buscados.

Aunque nuestro estilo de vida lo dificulta, lo ideal es ser alguien activo que entrena. Hay individuos que, debido a su trabajo o a que tienen el hábito de caminar horas todos los días, son activos pero no hacen ejercicio. También existen muchas personas que se machacan una o dos horas en el box de CrossFit, pero luego se pasan el resto del día sentados. Intenta mantener un equilibrio tanto de actividad física como de ejercicio físico.

ENTRENA TU MOVILIDAD

Al igual que ocurre con la fuerza o las hormonas sexuales, también hay un declive en un elemento de tu calidad de vida que suele pasarse por alto: la movilidad articular. Tus músculos, articulaciones y tejido conectivo se vuelven más rígidos, y el rango de movimiento se acorta poco a poco, lo cual aumenta la incidencia del dolor lumbar y en otras partes del cuerpo con el paso del tiempo. Dedica unos minutos diarios a realizar ejercicios de movilidad articular; se trata de una cualidad física igual de entrenable que la fuerza o la velocidad, pero de la que apenas se habla.

SUPLEMENTOS

Y, por último, hablaré de algunos suplementos interesantes que cabe tener en cuenta; siempre quedarán relegados a un segundo plano, dejando el primero para los hábitos de vida. No daré indicaciones específicas sobre dosis, posología y demás detalles; para ello remito al lector al canal de YouTube donde tenemos varios vídeos explicativos de cada una de las siguientes moléculas.

Vitamina D

Aunque sigamos llamándola vitamina, se trata de una hormona que cumple importantes funciones en la mayoría de las células de tu organismo. Por diferentes motivos, muy cercanos a los cambios en el estilo de vida de las últimas décadas, cada vez tenemos niveles medios de vitamina D más bajos. La vitamina D, lejos de ser solo una molécula clave en el mantenimiento de la salud ósea, también interviene en la correcta expresión génica de muchos genes dedicados a cosas tan variopintas como protegerte frente al cáncer o mantener una buena salud cardiovascular.

Hemos podido establecer correlaciones entre los bajos niveles de vitamina D y prácticamente todos los problemas de salud graves conocidos: cáncer, enfermedades autoinmunes, demencia, enfermedad cardiovascular o diabetes.

Sin embargo, correlación no implica causalidad y seguimos preguntándonos si en primer lugar nos bajan los niveles de vitamina D y ello conlleva mayor riesgo de enfermar, o si las personas que por otros motivos llegan a enfermar tienen mayor tendencia a que sus niveles de esta hormona sean bajos.

Es probable que ambas afirmaciones sean ciertas.

Vitamina B12

Una ingesta insuficiente de cobalamina o B12 puede causar anemia, déficits cognitivos y alteraciones del estado de ánimo y la conducción nerviosa.

La B12 se encuentra en productos de origen animal, aunque es de biosíntesis bacteriana, por eso es de obligada suplementación en vegetarianos y veganos (una de las pocas situaciones donde la suplementación es obligatoria). Los omnívoros «nos suplementamos» con B12 mediante los alimentos de origen animal.

Conforme cumples años, te es más difícil absorber a nivel digestivo la B12, por eso la deficiencia es más frecuente en personas mayores.

Otra cosa que quizá no sepas es que si tomas metformina corres más riesgo de tener déficit de B12 y debes analizar tus niveles al menos una vez al año para iniciar la suplementación en el caso de que lleguen a estar bajos. También puedes encontrarte con este déficit si tienes dificultades en la absorción de alimentos por un problema digestivo, como una enfermedad de Crohn, colitis ulcerosa o celiaquía no diagnosticada.

Proteína

Este es un buen debate científico que sigue estando vigente: según los estudios preclínicos, restringir ciertos aminoácidos parece promover la longevidad, sin embargo, en humanos una dieta baja en proteína facilita la sarcopenia y diferentes enfermedades, especialmente en nuestro entorno occidental.

¿Dónde encontramos entonces el punto intermedio entre longevidad y calidad de vida?

Es difícil.

La sarcopenia o déficit de masa y función muscular afecta al 50 por ciento de los varones y el 70 por ciento de las mujeres más allá de los sesenta años. Es un problema de salud pública de dimensiones enormes que está causando un declive en nuestra calidad de vida. La sarcopenia implica no disfrutar de tus días y de tu tiempo libre como podrías hacerlo. Implica un mayor número de años de dependencia física para los cuidados básicos y también un coste económico y social desproporcionado.

Junto con el ejercicio físico, tomar suficiente proteína es lo mejor que puedes hacer para evitarla, y las obsoletas recomendaciones de no sobrepasar 0,8 g/kg/día en cualquier perfil de persona ya quedaron muy atrás. Dietas más ricas en proteína se relacionan con mayor masa muscular, más longevidad y más densidad mineral ósea. Aunque, por supuesto, más no es siempre mejor. Existe un punto a partir del cual consumir más proteína solo te hará gastar más dinero y, posiblemente, desplazar otros alimentos necesarios de la dieta.

Dentro del conjunto de aminoácidos esenciales presentes en las fuentes de proteína, uno destaca por encima de los demás: la leucina. Es uno de los principales BCAA o aminoácidos ramificados esenciales. Es tan importante porque se encarga de activar el conglomerado proteico mTOR, que inicia los procesos de síntesis proteica muscular.

Cuando se metaboliza la leucina en el organismo, se generan sustancias que conservan el músculo, como el HMB (Hidroxi Metil Butirato), otro suplemento muy en boca de todos por su supuesto papel para «frenar» la aparición de la sarcopenia.

Por lo tanto, la recomendación de ingesta proteica, si queremos prevenir la sarcopenia (además de facilitar una composición corporal saludable), no puede quedarse solo en 0,8 gramos de proteína por kilogramo de peso, debe ir algo más allá, en torno a los 1,2-1,6 gramos por kilo de peso corporal, dependiendo de variables como la composición corporal de base, el tipo de ejercicio físico y el objetivo deseado (salud, rendimiento o estética).

Existen, como siempre, excepciones a este supuesto, como la enfermedad renal crónica y otras patologías muy concretas que requieren una limitación del aporte de nitrógeno y, por tanto, de proteína.

Creatina monohidrato

Aunque la creatina monohidrato tiene mucha fama en el ámbito del fitness y el deporte como suplemento que mejora el rendimiento deportivo, cada vez existe mayor interés por sus aplicaciones clínicas y en adultos mayores. Se trata de uno de los suplementos más útiles, estudiados y efectivos.

La creatina se utiliza en tus células como una suerte de «batería» que es capaz de, en poquísimo tiempo, regenerar el sistema de fosfágenos de alta energía, consiguiendo elevar los niveles de ATP, molécula que aporta la energía necesaria para cubrir los procesos celulares básicos.

En personas mayores, y siempre en conjunción con el entrenamiento adecuado, la creatina aumenta la fuerza y el control muscular, así como la salud ósea, reduciendo el riesgo de caídas y sus desagradables consecuencias.

Además, debido a los grandes requerimientos de energía del cerebro, la suplementación con creatina parece incrementar las capacidades cognitivas en las personas mayores.

El principal problema de la suplementación con creatina es que, debido a su metabolismo, eleva ligeramente las cifras de creatinina en la analítica, lo que puede confundir al sanitario y hacerle pensar que se está generando deterioro renal. Como decía antes, la creatina lleva décadas demostrando seguridad a las dosis convencionales.[20]

Otros suplementos interesantes

Este apartado podría extenderse muchísimo, puesto que hay numerosas moléculas interesantes de las que hablar.

- El NAC, un compuesto mucolítico que tus padres te daban cuando tenías un buen catarro, tiene gran actividad antioxidante y mejora la producción endógena de glutatión, una molécula implicada en el envejecimiento saludable.
- La espermidina es una poliamina que ingerimos con ciertos alimentos y también producimos en el sistema digestivo. Ha demostrado ser una inductora natural de la autofagia, aunque todavía queda mucha investigación clínica por delante para asentar su utilidad real en humanos.
- La combinación de cúrcuma, pimienta negra y ácidos grasos omega 3 en las dosis adecuadas es, con toda probabilidad, el mejor combo antiinflamatorio natural que podemos tomar.

Por lo tanto, debemos buscar un equilibrio entre calidad de vida y longevidad, algo nada fácil de conseguir y que no depende solo de lo que comes. Depende del compendio global de hábitos que sigues, de tu actitud frente a la vida, de tus relaciones, de tu ambiente, de la ciudad o el pueblo en el que vives, su polución, de tu entorno familiar y de cientos de factores interrelacionados entre sí. De esa interrelación surge el epifenómeno que conocemos como longevidad.

Quizá, en vez de obsesionarnos con solo añadir días a nuestra vida, deberíamos comenzar a añadir vida a nuestros días, sean estos más o menos.

Que nos vayamos cuando llegue el momento, pero llenos de vida.

36

Cuál es tu *ikigai*

Nuestro sistema nervioso nos fascina. Quizá porque todavía no llegamos a atisbar su complejidad, solo equiparable a la del universo. Al igual que ocurre con las lejanas galaxias, nos sorprenden los misterios que encierra ese entramado neuronal. Un fenómeno poco estudiado desde el punto de vista de la neurociencia es el propósito y su influencia en la salud y el rendimiento humano.

El ser humano parece funcionar de forma óptima solo cuando tiene uno o varios objetivos bien asentados.

Un por qué. Un motivo. Una dirección. Un *ikigai*.

¿Qué significa *ikigai*?

Justo eso: el motivo por el cual te levantas de la cama cada mañana. Tu razón, personal e intransferible, para existir. Aquello que da sentido a tu vida y sin lo cual carece de sentido.

Pareciera que la propia misión de nuestro sistema nervioso fuese satisfacer dicho propósito, que no tiene por qué ser solo sobrevivir, y puede redundar en objetivos espirituales, materiales o personales. Algo especialmente cierto en un contexto donde la supervivencia es muy probable.

Como si todas las células de nuestro organismo, bajo el mandato de ese gobernador central, trabajasen al unísono para dar vida a un objetivo común, sea el que sea.

Cuando un propósito firme resuena con fuerza dentro de un ser humano, con frecuencia los planetas se alinean para que pueda llegar a ocurrir.

Es el propósito el que dio un sentido al indescriptible sufrimiento que vivió el psiquiatra Viktor Frankl en los campos de concentración nazis de Auschwitz y Dachau. Gracias a ese sentido y dirección, pudo sobrevivir y contarlo. Sus aprendizajes, sufrimientos y enseñanzas dieron lugar a la logoterapia, que ayudó a cientos de miles mucho después de su muerte.

O el que permitió que Michael Jordan acabara con treinta y ocho puntos en el quinto partido de las finales de 1997, jugando con treinta y ocho de fiebre y con una intoxicación alimentaria, solo por llevar a su equipo a la victoria y preservar su legado.

Ese propósito, el de ser el mejor jugador de baloncesto de la historia y ganar más anillos que su ídolo, era el que despertaba a Kobe Bean Bryant a las cuatro de la madrugada, cuando a todos sus compañeros de equipo aún le quedaban varias horas de sueño por delante. También el que ilusionaba al Kobe de cinco años que en Italia visionaba a sus estrellas de la NBA en la televisión mientras pensaba: «Algún día, yo estaré ahí». Sin duda materializó su propósito: trascender. La vida, sin embargo, le depararía un triste, prematuro e inesperado final, lo que añade aún más fuego a su leyenda.

Mi abuela Catalina cuidó de mi abuelo durante toda su vida. Su última década la pasó enferma por cáncer de mama, metastásico en los últimos años. En 2018 mi abuelo también enfermó de repente por cáncer de vejiga y murió en pocos meses. Ella, que ya no tenía un propósito vital definido, se debilitó rápidamente y acabó muriendo tres meses después del fallecimiento de mi abuelo Juan. Su *ikigai* era cuidarlo hasta el final. Lo había sido toda su vida.

Mi madre, ya sin expectativas de curación y con siete años de horrible lucha contra la leucemia a sus espaldas, esperó a que mi hermana se graduara en Medicina, un mes antes de irse. Su último propósito era ver que su hija era médico. Y vaya si lo consiguió. Fuimos a la graduación. Vio cómo se ponía la banda. Después nos fuimos a cenar fuera juntos. Por última vez.

Muchas personas, aferradas a la identidad, el éxito y el prestigio que les proporciona su trabajo, se deprimen enseguida tras la jubilación. Un cirujano que ha respirado, comido y bebido cirugía durante toda su vida, lo tiene difícil cuando de la noche a la mañana se le aleja del quirófano. Necesita un cambio de propósito. Si quiere continuar, necesita otro «por qué». A veces la jubilación no solo trae depresión, sino también infartos y afecciones cardiovasculares que derivan de estos «problemas existenciales». Problemas que no verás reflejados, una vez más, en ningún libro de medicina.

¿Qué ha cambiado en esas personas? ¿Se ha modificado su neuroquímica cerebral en pocos meses? ¿Se han llenado sus arterias de placas de grasa de forma súbita?

Lo único que se ha modificado es su propósito vital. Su *ikigai*. Lo que les hacía levantarse de la cama todas las mañanas.

Hoy tenemos evidencia científica que apoya el papel energizante y revitalizador de tener un propósito bien definido en nuestra vida. Esa razón para existir puede ser la familia, tu trabajo o un objetivo personal, pero ten cuidado con seleccionar propósitos que no puedas controlar o que lleven fecha de caducidad. No trabajarás para siempre. Tus hijos no estarán siempre en casa para cuidar de ellos. Si tu propósito es la fama, esta es muy traicionera y no depende solo de ti. «Ser el mejor en tu ámbito» es un propósito peligroso y poco sólido, puesto que siempre habrá una opinión discordante sobre quién es el mejor. Busca objetivos vinculados a dejar un impacto positivo en el mundo y en las personas, o a tu crecimiento personal. Algo que sí dependa de tus acciones y no de los demás.

Tener un propósito mejorará tu salud mental y física y tu capacidad cognitiva, incrementará tu resistencia al estrés o la problemática cotidiana y aumentará tu percepción de la calidad de vida. Te sentirás como una flecha que avanza hacia la diana, aunque el propósito dice más de la dirección de la flecha que de la meta (diana) en sí misma.

Y, por último, un propósito definido disminuye la mortalidad por cualquier causa, sea cual sea tu estatus socioeconómico.[21] Sí, la gente que tiene un porqué se muere menos, no hace falta ser científico para validar esta idea.

Sin embargo, pocos médicos dedican cinco minutos a hablar de estas cuestiones con sus pacientes. Algunos no conocen siquiera la relación entre propósito y salud. Otros no creen que esto sea de su competencia. Al fin y al cabo, el paradigma médico actual busca problemas «medibles» y soluciones ejecutables, a menudo en forma de fármacos o cirugías.

Entonces, ¿cómo consigo tener un propósito?

La palabra propósito puede asustar a algunos y suena más grandilocuente de lo que realmente es. Tu propósito no tiene por qué ser dar la vuelta al mundo, subir el Everest o ganar siete anillos de la NBA. Para la mayoría, tener un propósito se parece más a ver crecer un pequeño proyecto personal, ayudar a sus hijos a caminar por la vida o desempeñar un trabajo humilde de forma digna y servicial.

Y eso es maravilloso.

Lo importante es que exista cierta dirección en tu vida.

Hay tantos propósitos como personas.

¿Cómo encontrar dicha dirección? Pues lo primero y más importante es conocernos a nosotros mismos. Saber quiénes somos, lo que nos gusta, lo que nos disgusta, lo que nos emociona, lo que nos motiva, lo que nos hace llorar, lo que nos pone los pelos de punta, lo que nos hace sufrir, lo que nos hace enfadar y detestamos.

Sin embargo, cada vez hay más chicos y chicas jóvenes que no son capaces de contestar estas preguntas, o tienen una respuesta prefabricada que han escuchado a algún amigo o referente. Personalidades cada vez más similares, copiadas las unas de las otras y las otras de las unas.

Conocerte requiere soledad. Requiere introspección. Requiere un trabajo interno serio. Acallar las voces ajenas. El principal problema de las generaciones más jóvenes es que no toleran estar solos con ellos mismos, y por lo tanto no obtienen las respuestas que necesitan. Y, sin respuestas, no hay dirección. Sin dirección, llega la incertidumbre, el agobio y la angustia existencial. Y esta trae consigo sufrimiento.

El silencio es necesario. Apartarnos del ruido de las redes sociales de vez en cuando es necesario. Dejar el móvil en un cajón es necesario. No salir compulsivamente de fiesta es necesario. Pasar tiempo solos es necesario. A veces, antes de entrar en otra relación, es necesario aprender a relacionarte contigo mismo, algo mucho más difícil que relacionarte con otra persona.

Escribir puede ayudar mucho a clarificar esos procesos mentales, y por ello recomiendo hacerlo al menos unos minutos todos los días. Escríbete a ti mismo. Habla contigo sobre el papel, digital o físico.

Poco a poco, irás dándote cuenta de cuáles son tus valores, tus creencias, tus limitaciones y tus intereses. Y podrás solapar dichos intereses con una actividad que ayude a los demás, que idealmente sea monetizable y te permita un sustento vital. De lo contrario, acabarás en cualquier trabajo que te permita pagar facturas, agonizando mientras llega el fin de semana. Cuando llegue el fin de semana, estarás anticipando con ansiedad la llegada del lunes (la llamada «depresión dominguera»). Y esta no es forma de vivir. Nadie debería vivir esperando. Esperando a las tres de la tarde. Esperando al viernes. Esperando las vacaciones. Esperando la jubilación. Esperando el ascenso. Esperando que pase algo que mitigue ese malestar de fondo. Esperar y vivir no pueden ir juntos en la misma frase.

Encontrar un propósito es de las acciones más costoefectivas para mejorar tu salud y tu calidad de vida.

¿Cuál es tu propósito?

37

Una crítica constructiva

Juguemos a la utopía de la salud. Imagina profesionales que se esforzaran más por desprescribir fármacos que por prescribirlos. Que trataran de evitar a toda costa las cascadas de prescripción que sufren muchos pacientes mayores y no tan mayores todos los días. ¿Qué es una cascada de prescripción? Prescribir fármacos para «solucionar» los efectos secundarios que produce un fármaco anterior. Si algunos antiinflamatorios producen hipertensión, prescribimos un antihipertensivo en vez de reducir o eliminar el antiinflamatorio. Ese antihipertensivo puede producir tos, para lo cual prescribiremos un antitusígeno. A su vez, el antitusígeno, si tenemos muy mala suerte, puede producir estreñimiento o náuseas, para lo que prescribiremos un laxante o un antiemético. Y el ciclo a veces no acaba, causando una iatrogenia innecesaria que pocas veces alguien tiene en consideración. Creemos estar «más cuidados y protegidos» por tomar doce pastillas a la vez, pero no suele ser el caso. Problema que se magnifica cuando a lo largo del año pasamos por seis o siete especialistas distintos que solo concentran sus esfuerzos en su parcela de conocimiento.

Una medicina desintegrada es proclive a la polifarmacia.

Imagina un sistema de salud, público y privado, donde se solicitaran las pruebas complementarias estrictamente necesarias, evitando así el sobrediagnóstico, el sobretratamiento y la iatrogenia derivada de estos. Imagina que los profesionales pudieran tener la tranquilidad mental necesaria para poner freno a la solicitud de tantas pruebas del «por si acaso», actuando desde la medicina más defensiva. Imagina ejercer solo desde el deseo genuino de ayudar a la persona que tienes delante y no desde el miedo a no equivocarte en tu diagnóstico o tratamiento. Imagina una población que no demandase pruebas complementarias injustificadas para apaciguar su hipocondría, pasándose el criterio médico por el arco del triunfo.

Imagina poder limitar la influencia de la industria farmacéutica en la prescripción médica del profesional, o considerar las «comidas», «reuniones» y otros eventos con los representantes farmacéuticos como lo que realmente son: pequeños «incentivos» encubiertos a los que todos hemos accedido alguna vez, ya sea por voluntad propia, por inercia o por presión de grupo. Por supuesto, los representantes solo están realizando su trabajo y no son responsables del funcionamiento del sistema.

Imagina una producción científica limpia y transparente que tuviera como objetivo único el avance científico, no engrosar currículums y egos, perseguir becas o perpetuar subvenciones públicas. O guías de práctica clínica no modificables ante diferentes intereses privados. Imagina congresos médicos únicamente destinados al progreso del conocimiento, que actuaran de algo más que de escaparate de los nuevos y «novedosos» fármacos.

Imagina que los márgenes de beneficio de ciertos fármacos imprescindibles, como la insulina, no fueran tan grotescos.

Los CEO de las compañías seguirían siendo multimillonarios, su estilo de vida no se modificaría ni un ápice, pero pacientes y estados tendrían mayor facilidad de acceso a algo indispensable (en todo el mundo).

Imagina que no se olvidaran de las enfermedades raras por el simple hecho de que, al ser raras, la investigación sobre ellas no es rentable.

Imagina un sistema que no girase en torno a la medicina reactiva y que no marginalizase a otros profesionales que podrían disminuir la carga presente y futura de las enfermedades crónicas, como nutricionistas, entrenadores, fisioterapeutas o psicólogos (entre otros).

Imagina la misma inversión en enfermedad (fármacos, cirugía, asistencia) que en prevención de la enfermedad (salud pública).

Imagina que la medicina entendiese con profundidad cuáles son los verdaderos determinantes de la salud y la enfermedad, y lo poco que se puede hacer desde una consulta médica o un quirófano para modificarlos.

Imagina tener tiempo para atender bien a tus pacientes y no sufrir ansiedad constante por no llegar. El sentimiento de estar ofertando un servicio subóptimo, de estar dando menos de lo que puedes dar hace mucho daño a la larga.

Imagina un ambiente intrahospitalario menos competitivo y más colaborativo, donde se ayudase al compañero a ser mejor desde la empatía. Donde cada día no fuera una lucha para esquivar malos comentarios, gestos e inquinas personales sin sentido.

Imagina si los programas con mayor cuota de audiencia versaran sobre los temas recogidos en este libro o en mi canal de YouTube. Simplemente imagina que a las personas les preocupara más cómo no enfermar o mejorar su calidad de vida que si gana el Madrid o el Barcelona esta noche.

Imagina que nuestra sociedad no normalizase hábitos de vida que matan y que, como grupo, priorizáramos realmente la salud de los individuos. ¿Dónde llegaríamos como especie? Solo imagina.

38

Cómo cambiar de hábitos y salvar tu vida

Los hábitos pueden ser muy agradecidos o muy desagradecidos. Pueden solucionarte la vida o complicártela aún más. Pueden salvarte o matarte. Como ya sabes, los cimientos para una vida saludable son los hábitos.

La mayoría de las personas necesitamos modificar nuestros hábitos en algún momento de la vida, y esto es un proceso que debería enseñarse en todos los colegios del mundo. Es algo complejo, que requiere conocimiento teórico, habilidad práctica, disciplina, paciencia y constancia, pero que se puede lograr. Tu salud actual y futura depende de que lo puedas lograr.

Pero ¿qué diferencia a los que consiguen cambiar de forma efectiva y permanente de los que no lo consiguen?

¿Por qué hay adictos a la cocaína que no la volverán a probar, y otros que caen sin cesar en sus garras, amplificando el daño en cada recaída?

¿Por qué algunos consiguen perder los veinte kilos y mantenerse en un peso saludable durante décadas, mientras que otros oscilan entre el normopeso y la obesidad a lo largo de su vida?

¿Qué tienen en común los exfumadores exitosos?

¿Por qué hay personas que saltan de relación tóxica en relación tóxica?

Vamos a resumir los factores clave en el cambio de hábitos para que puedas aplicarlos desde hoy mismo, ya sea tu objetivo añadir cinco kilos de músculo a tu estructura o dejar de morderte las uñas.

ALCANZAR UN CAMBIO PROGRESIVO DE IDENTIDAD

Eres algo fluido, no fijo, y determinado en buena medida por tu autodiálogo (y hábitos) a lo largo de años y décadas. Se trata de algo que la psicóloga social y profesora Carol Dweck lleva divulgando mucho tiempo: existe una mentalidad «estática» y una mentalidad «de crecimiento». Solo aquellos que desarrollan la segunda consiguen modificar sus hábitos y alcanzar metas difíciles.

¿Cómo llega una persona a ser alguien que «es muy malo en matemáticas»?

Primero, debe haber una falta de interés por la materia en cuestión, que puede ser innata, adquirida, o una combinación de ambas.

Todos gravitamos hacia diferentes áreas y disciplinas de forma natural en nuestros primeros años. Pero en general gravitamos hacia aquello que vemos con frecuencia en nuestro entorno.

Tiger Woods no gateaba aún cuando ya estaba viendo a su padre jugar al golf. Lo mismo ocurrió con Kobe Bryant, que creció en pabellones de baloncesto, viendo jugar a su padre Joe «Jellybean» Bryant, tanto en Filadelfia como en Italia. El joven Kobe, con pocos años, pasaba la mopa para secar el sudor del parqué en los tiempos muertos de los partidos del padre, ya enamorado del deporte que marcaría su vida.

Volviendo al ejemplo de las matemáticas, el niño que no ha desarrollado ese interés por la materia tendrá muchas dificultades para desarrollar un hábito en torno a practicarlas.

¿Por qué?

Muy sencillo, cualquier hábito requiere de cuatro ingredientes básicos. Tienen que estar siempre. No puede faltar ninguno. Esos ingredientes son: pista, deseo, respuesta y recompensa.

La pista puede ser ver la libreta encima del escritorio, con los problemas por hacer. El deseo surge de la necesidad interna de iniciar una conducta, normalmente motivada por una experiencia placentera pasada asociada a esa conducta o a su consecución (quizá el elogio o la aprobación de los padres, o poder jugar a la videoconsola). Es en estos dos puntos donde la dopamina es protagonista. La respuesta es el hecho de hacer los problemas de matemáticas. Y, por último, la recompensa.

Sin recompensa, el hábito no se repite.

Dicha recompensa puede suponer el poder salir a jugar con los amigos (diversión) o tener la aprobación de papá y mamá. También el orgullo de haber aprobado un examen. O quizá el mero hecho de haber completado una tarea difícil (autoconquista).

En todo caso, si no existe esa recompensa, mayor o menor, el hábito no cuajará.

Hay personas que tienen una gran suerte en la vida. Esa suerte es encontrar una disciplina que les suponga en sí misma una recompensa.

Volviendo al baloncesto, los grandes, los que quedan inmortalizados para siempre, desarrollan desde muy pequeños amor por la pelota, por el sonido del balón al pasar por la red, por los ruidos de las zapatillas corriendo por la pista, por la adrenalina de la competición.

Al margen del dinero, la fama y el reconocimiento, que son también muy reforzantes, estos individuos que llegan a cuotas de éxito y maestría estratosféricas, los que se sientan en la mesa de los mejores de todos los tiempos, se enamoran del proceso, no solo del resultado (fama, dinero, campeonatos). Se enamoran de solucionar los problemas de matemáticas, no de poder jugar a la videoconsola después de hacerlo.

La próxima vez que el niño vea la libreta con los problemas aún por terminar encima de la mesa, volverá a comenzar todo el proceso. El deseo de llevar a cabo la conducta será mayor o menor según si las recompensas previas por realizarla hayan sido más o menos placenteras.

Si el niño tiene dificultades en la elaboración de los problemas, y se le reprende duramente por «no terminar nunca los deberes», poco a poco asociará dicha acción (hacer problemas de matemáticas) con una recompensa negativa (aversión versus diversión), lo que dificultará mucho la repetición del hábito (sin recompensa no hay hábito).

De forma paralela, el niño irá desarrollando una serie de creencias en torno a su relación con las matemáticas: «No se me dan bien las matemáticas», «No soy bueno en esto», «Me aburren las matemáticas», «No las soporto».

Estas creencias motivarán el hábito de evitación de las matemáticas, así como dicho hábito de evitación perpetuará estas creencias. La pescadilla que se muerde la cola.

Por lo tanto, nuestra autoimagen y nuestro autoconcepto están continuamente motivando qué hacemos y qué no hacemos. Y nos convertimos en aquello que hacemos. Y hacemos aquello que somos.

Esto no es nuevo, fue una de las principales enseñanzas de Aristóteles y es algo que me grabé a fuego desde muy joven: «Somos lo que hacemos repetidamente. La excelencia, por lo tanto, no es una acción, es un hábito».

Al principio no entendía bien esta frase del sabio clásico, pero con el paso de los años llegué a comprender lo que quería decir.

Nuestras acciones (lo que hacemos repetidamente) dictan nuestra identidad (lo que somos). Tus acciones cotidianas están cambiando continuamente quién eres.

A la excelencia solo se llega a fuerza de repetir.

Por eso en la portada de este libro verás la palabra «hábito» repetida y marcada a intensidades crecientes, hasta que al final queda nítida. Repetición y hábito van de la mano.

De forma inversa, nuestra identidad (lo que somos) y nuestra concepción de nosotros mismos dictan nuestras acciones, en una relación bidireccional y dinámica que nunca acaba.

Por eso el hábito (atuendo) sí hace al monje. El monje antes de ser monje debe sentirse monje. Y el hábito ayuda en ese sentido.

La mayoría de las personas quieren cambiar poniéndose objetivos como: voy a perder veinte kilos en cuatro meses, quiero ser youtuber, necesito ganar dos mil euros más al mes.

Estos grandes objetivos suponen una motivación inicial, pero no son suficiente. Lo que suele ocurrir es que la persona que pesa cien kilos y quiere pesar ochenta kilos está intentando bajar de peso con la identidad de alguien que aún pesa cien kilos y tiene hábitos que mantienen dicho peso.

Primero, cambiar tu identidad. Después, cambiar tus hábitos. Por último, ver cómo se va desarrollando el resultado final. Debes ver el resultado desplegarse ante ti de forma natural, casi sin esfuerzo. El esfuerzo está en cambiar quién eres.

¿Y cómo cambio de identidad?

A través de los sistemas de hábitos.

Primero, no te centres en objetivos. No te centres en pesar ochenta kilos. No te centres en tener un millón de seguidores. No te centres en ganar cuatro mil euros en vez de dos mil.

Piensa: ¿qué hábitos tiene alguien que se mantiene en su peso ideal?; ¿qué hace a diario alguien que tiene una gran comunidad online?; ¿qué decisiones cotidianas toman aquellos que ya facturan veinte mil o treinta mil euros al mes?

Si te fijas, verás que todos ellos tienen sistemas de hábitos muy integrados en su forma de vida. Es probable que ni se den cuenta de que actúan así; esos hábitos están tan asentados que funcionan de forma inconsciente.

No tienen que realizar un esfuerzo para pedir agua en vez de cerveza.

No tienen que pensar en ir a entrenar. Cuando es la hora, se visten y salen por la puerta.

No tienen que batallar para sentarse a escribir un guion para el próximo vídeo.

No se plantean vivir por encima de sus posibilidades, por lo que el ahorro es una consecuencia natural.

Los sistemas de hábitos son más importantes que los objetivos porque los hábitos cambian cada vez más tu identidad.

Si quieres dejar el alcohol tienes que empezar a actuar, pensar y decidir como alguien abstemio. Si quieres ganar masa muscular tienes que empezar a verte como alguien musculado y que entrena con disciplina. Si quieres tener éxito en tu proyecto de emprendimiento no puedes continuar con la mentalidad «funcionarial»: tienes que vivir, respirar y expresarte a través de tu trabajo.

MODIFICACIÓN PROGRESIVA DEL AMBIENTE

De forma paralela a dicho cambio de autoimagen e identidad, deberás ir modificando tu ambiente. Sin prisa, pero sin pausa. Eres el resultado de tu ambiente.

Como has aprendido, el hábito se inicia siempre por una «pista» (*cue*, en inglés) o un elemento desencadenante. Para el bebedor puede ser el sonido de fondo de la barra del bar. Para el adicto a las compras, ver una tarjeta de crédito o pasear por un centro comercial. Para el fumador, ver un cenicero o un encendedor. Tu cerebro es increíblemente eficaz detectando estas pistas, por lo general de manera inconsciente. Hay que estar muy alerta en el día a día para darse cuenta de estos desencadenantes tan peligrosos.

Tu ambiente controla tus deseos sin que te des cuenta de ello.

Si quieres tener éxito a largo plazo, además de cambiar tu identidad, debes cambiar tu ambiente y eliminar esas pistas iniciadoras de malos hábitos.

Si quieres dejar las bebidas energéticas, no puedes tenerlas en el frigorífico, así que debes evitar pasar por los estantes del supermercado donde están colocadas.

Si quieres leer más, ten tu libro favorito en el escritorio o en la mesita de noche para cogerlo antes de irte a dormir.

Si TikTok es un problema, desinstálalo o deja el móvil en un cajón hasta que llegue el momento elegido para usarlo.

Poner la ropa deportiva encima de la mochila del gimnasio el día antes es uno de los mejores trucos para no saltarte la sesión del día siguiente. Cuando quiero entrenar temprano, dejo las zapatillas deportivas a los pies de la cama, con los calcetines cuidadosamente dispuestos encima de cada zapatilla. De esa forma mi cerebro no puede obviar el compromiso que hice conmigo mismo el día antes. Me dolería mucho más fallarme a mí mismo que ponerme las zapatillas y salir a correr o subirme en la Air Bike a sudar un rato antes de empezar a trabajar.

Y si no te duele fallarte de ese modo es que no te tomas en serio. No te respetas lo suficiente. Eres demasiado complaciente contigo mismo.

Confecciona tu ambiente de manera inteligente.

Planifica tu estrategia para ganar la batalla.

No, tu fuerza de voluntad no basta. Ni la mía. Ni la de nadie. La voluntad tiene sus límites, y es mucho más efectivo utilizar sistemas de hábitos junto a un ambiente inteligentemente diseñado para cambiar tu conducta, tu identidad, tu salud y tu vida.

Crear un hábito cuesta mucho al principio. En una primera fase, tú trabajarás para el hábito, pero llegará un día en el que la tortilla dé la vuelta y entonces el hábito trabajará para ti.

Esa es la fase dulce del proceso. Ese día serás un poco más libre. Estarás trabajando en el escritorio y sentirás la necesidad de ir a entrenar a la hora exacta. Es probable que ni siquiera tengas que mirar el reloj. Sin esfuerzo por tu parte, te pondrás la ropa, cogerás la mochila y partirás al gimnasio o al centro deportivo. No te darás cuenta de ello porque el cambio habrá sido muy progresivo, pero habrás conquistado un hábito que, con poco mantenimiento, durará mucho.

Tendrás un activo más en tu haber, al igual que ese fondo de inversión que tienes contratado con una rentabilidad media del 8 por ciento anual. Solo que, en el caso del ejercicio, el beneficio es mucho más valioso si cabe.

Ese es el camino.

Así se optimiza la salud y se previene la enfermedad.

EL DOLOR ASOCIADO AL HÁBITO NEGATIVO
SUPERA EL DOLOR ASOCIADO AL CAMBIO

Por último, hay cambios de hábitos que son instantáneos, drásticos y permanentes.

Un diagnóstico de cáncer de pulmón o de laringe suele mandar el paquete de tabaco a la basura para siempre.

Un infarto de miocardio y una parada cardiorrespiratoria en la calle, recuperada gracias a los servicios de emergencia, suele dar lugar a un estilo de vida más activo y libre de estrés en las décadas subsiguientes.

El dolor y la crueldad del *bullying* muchas veces motiva el cambio físico y mental de muchos chicos y chicas, condicionando su identidad y fortaleza para siempre. Otras veces destruye su autoestima de forma irreparable, por ello debemos luchar con eficacia contra esta lacra social.

No queremos llegar a ese dolor para poder cambiar. Queremos cambiar primero y así evitar tener que hacerlo a la fuerza.

Aunque a veces la vida no nos da a elegir. Sin embargo, los momentos más oscuros siempre traen crecimiento personal y espiritual. Si has tenido un infortunio de ese tipo en tu vida, lo siento mucho. Hay dolores por los que nadie debería pasar. Pero ya que han ocurrido, aprovechémoslos con la cabeza bien alta.

Todo desastre siempre trae consigo un regalo encubierto.

Si has pasado por la adversidad, tienes algo que no todos tienen: la posibilidad real de cambiar, de transformarte, de crecer.

EN EL CAMBIO DE HÁBITOS, SÉ MUY CONCRETO Y ESPECÍFICO

La especificidad ayuda al cambio de hábitos. Objetivos poco concretos, vagos y laxos suelen desencadenar respuestas igualmente laxas.

Afirmar: «Mi propósito de año nuevo es hacer ejercicio con regularidad» no suele funcionar. Si de verdad quieres poner en práctica el hábito del ejercicio en tu vida, tienes que apuntar a algo así: «Voy a entrenar la fuerza muscular una hora los lunes, miércoles y viernes, de las seis a las siete de la tarde, en el gimnasio del barrio. Los lunes ejercitaré el tren inferior (sentadilla trasera, peso muerto, zancadas); los miércoles, el tren superior (dominadas, *press* de banca, tríceps en polea, curl de bíceps con mancuernas), y el viernes haré un circuito de cuerpo completo. Trabajaré a una intensidad en el rango del 30-70 por ciento de mi RM. Realizaré 4 series por ejercicio y de 8 a 12 repeticiones por serie. Descansaré 100 segundos entre serie y serie. Solo faltaré al entrenamiento por motivos de salud o fuerza mayor. Iré a entrenar independientemente de mi estado anímico o de la motivación/ganas que tenga».

Eso es ser específico. Eso es tener un plan. Y eso suele dar resultados.

Cuando llegue el momento, ejecutarás, no decidirás. La procrastinación y la duda van de la mano. Lo que nos paraliza no es la falta de deseo por cambiar, es la indecisión.

Mucha gente paga a un entrenador no solo por el conocimiento específico que les pueda aportar, sin duda esencial, sino por la gestión estratégica del plan. Por no pensar en qué hacer y centrar sus energías en el hacer.

Lo mismo ocurre en el apartado nutricional. En Empodera Academy, nuestra academia de formación online, muchos clientes contratan los servicios del equipo de nutrición y entrenamiento para liberarse de la carga mental de tener que decidir ellos. Porque cuando la vida está cargada de cosas, añadir una cosa más puede pesar mucho.

Siguiendo con los ejemplos, «Voy a comer mejor» no te llevará muy lejos.

«Empezando el lunes, no entrará en casa una lata de refresco. Tampoco alcohol. Limitaremos las comidas fuera a una por semana. Guardaré la freidora en el armario. Cenaremos una ensalada variada todas las noches. Llegaré a treinta gramos de proteína en cada comida, incluido el desayuno».

Y, por supuesto, ocurre algo similar en el trabajo.

En vez de «quiero leer más», reserva en tu rutina diaria un cajón de tiempo de treinta minutos o una hora, todos los días, en lo posible a la misma hora, destinado a leer. Escoge qué libro vas a leer. Elimina todas las potenciales distracciones. Cuando llegue la hora de leer, sabrás qué tienes que hacer.

Cambia de hábitos y gana vida.

39

Lo que haces cuando nadie mira

Muchas personas necesitan un estímulo externo para hacer lo que no quieren hacer.

Cuando estudiaba la carrera de Medicina, algunos compañeros necesitaban «sentirse observados» en la biblioteca para poder estudiar. En la soledad de su casa no encontraban motivación ni estímulo para mantener la concentración durante periodos prolongados.

Necesitaban esa «espuela mental».

Existen empresas digitales que conectan a estudiantes de diferentes partes del mundo mediante aplicaciones de videollamada para que se sientan observados y «acompañados» mientras estudian.

Esto no es incorrecto ni negativo. Es más, es la única forma de que muchos cambien de conducta.

Al menos al principio.

Tener un coach o entrenador que te anime constantemente; un juez que cuente tus repeticiones, o un *spotter* que te ayude con el *press* de banca aunque no llegue a tocar la barra.

Los ojos del profesor en la nuca mientras haces el examen. Los de tus padres mientras terminas los deberes.

Tu jefe supervisando tu soltura con el Excel.

Tus seguidores aplaudiendo tu contenido.

Repito: no está mal.

Pero pasado un tiempo debemos desarrollar la disciplina necesaria para hacer lo que tenemos que hacer cuando lo tenemos que hacer: cuando nadie nos mira.

Eso es difícil.

Está al alcance de muy pocos.

Requiere autocontrol y conocerte muy bien. Requiere enfrentarte a la soledad, a tus pensamientos, a tus dudas. Y no solo eso: requiere que aquello que estés haciendo sintonice contigo a un nivel muy profundo. Que no sea una acción que solo busque validación social o paternal, estatus o dinero. Que sea algo genuino. Tuyo. Propio. Una expresión personal, única e individual. Eso es todavía más difícil de encontrar.

Si eres capaz de entrenar sin saltarte repeticiones o series, de comer de forma saludable cuando no hay nadie en casa y de sentarte a trabajar temprano sin ir de distracción en distracción, has entendido lo que significa tener interiorizado un hábito. En ese punto, eres invencible. Vas por delante de la mayoría de la población, esclava de sus deseos y distracciones.

La finalidad del hábito no es el resultado, es el hábito en sí mismo.

La virtud, la acción correcta, es la finalidad.

Actuar bien nos trae felicidad y salud, por eso es un fin en sí mismo.

Y recuerda: el juego de los hábitos es un juego infinito. No acaba. Nos morimos jugando. No hay una medalla de oro y una jubilación posterior. Eres un jugador eterno.

En momentos muy duros de mi vida, me he obligado a hacer cosas que pocos hacían, como levantarme a las seis de la mañana para correr por el paseo marítimo o, de vez en cuando, darme un baño frío en la playa a esa hora, bajo la vista incrédula de los profesionales que limpian la playa antes de que salga el sol.

No lo hacía «por el fitness», ni porque me gustara correr (odio correr), ni para diferenciarme o sentirme único. Lo hacía por la sensación de conquista individual. Por el mensaje que, cada mañana, me mandaba a mí mismo después de hacer eso que pocos hacían. Por desarrollar una sensación de «control», en medio de tanta incertidumbre y miedo. Por la confianza que va naciendo en ti cuando haces cosas que pocos están dispuestos a hacer. Por entrenar el músculo de la disciplina y no caer rendido ante la crueldad de la vida. Porque la alternativa, rendirme a mi estado mental y al sufrimiento, era todavía más dolorosa que un poco de sueño o de frío.

A veces necesitamos mitigar un dolor incontrolable con un poco de dolor controlable.

La disciplina para actuar con virtud cuando nadie mira se desarrolla con la práctica, no es algo innato. La disciplina es un músculo muy adaptable. Si siempre tienes un aliciente externo para hacer lo que tienes que hacer, ese músculo quedará atrófico. Si siempre usas el cinturón de halterofilia en cualquier levantamiento, tu musculatura del core no se desarrollará igual. Te acostumbrarás a esa espuela y no podrás vivir sin ella.

Cuando nadie mire, recuerda esto.

Entrena sin ganas antes de ir a trabajar. Esos minutos de soledad antes de comenzar el día son oro. Siéntate a escribir ese libro que llevas aplazando tanto tiempo. O cualquier otra pieza de contenido. No lo hagas por el aplauso inmediato de la gente. Deja de buscar validación. En el momento en el que dejas de actuar por y para los demás, ganas poder, independencia y autoridad sobre ti mismo. Ya no pueden controlarte.

Comunícate a ti mismo que eres capaz de hacer lo correcto independientemente del *feedback* externo. La disciplina y la salud van de la mano, pero eso no lo leerás en ningún texto sobre medicina. Cada vez que te sobrepongas a la desidia, estarás ganando puntos, fortaleciendo el músculo de la disciplina, e invirtiendo en salud. La próxima vez que te toque hacer algo difícil y no tengas ganas, te será más sencillo ganar la partida.

40

«Pues yo conozco a uno que fumaba y murió con noventa y siete años»

Todos tenemos algún familiar reacio al cambio de hábitos. Nos encantaría que cambiase porque queremos que esté con nosotros todo el tiempo posible. Sin embargo, suele ser el caso que cuanto más énfasis ponemos en señalarles el camino «correcto», más se aferran a los malos hábitos.

El ejemplo del gran fumador es perfecto, ese que lleva fumando toda la vida, aunque tenga amigos o incluso familiares que han padecido o muerto por culpa del tabaco. Él o ella sigue fumando. El gran fumador no es ajeno al conocimiento de que el tabaco mata, que es perjudicial para la salud. Lo ve todos los días en las cajetillas de tabaco y, en el fondo de su mente, sabe que el que aparece en la cajetilla con una traqueostomía podría ser él algún día. Sin embargo, su cerebro, con vistas a continuar con el hábito reforzante, le convence con diferentes argumentos, muchos de los cuales se repiten en patrones que habrás oído hasta la saciedad. Uno de esos argumentos, si se le puede llamar tal cosa, es el de buscar la excepción y convertirla en la regla: «Fulanito murió con noventa y siete años y fumaba una cajetilla al día», «Juanita no bebió ni fumó nunca y murió de cáncer de hígado con cuarenta años».

Recuerda que tu cerebro no está ahí, dentro de tu cráneo, ni para hacerte feliz ni para decirte la verdad. Es más, en muchas ocasiones hace justo lo contrario: nos miente y nos hace desgraciados. Existen múltiples sesgos cognitivos en los que todos, sin excepción, caemos a diario. Hemos visto algunos a lo largo del libro, pero uno de los más aplicables al concepto de este capítulo es el sesgo de confirmación.

SESGO DE CONFIRMACIÓN

En este caso el cerebro del usuario buscará aquellos datos, hechos o situaciones que confirmen sus creencias e hipótesis, excluyendo por completo todas las demás informaciones. Esas creencias son las más convenientes para perpetuar una conducta placentera, reforzante y adictiva. Siguiendo con el ejemplo del gran fumador, como su voluntad es seguir fumando y hacerse creer que «fumar no es tan malo como dicen» o que «la enfermedad nos puede ocurrir a todos, más allá de si fumamos o no», encontrará una y otra vez ejemplos anecdóticos de personas que fumaron hasta edades tardías sin enfermar por cáncer. Al mismo tiempo, se regocijará en mostrarte ejemplos de personas que se cuidaron mucho y tuvieron algún problema de salud grave. Si llevásemos a esa persona a la planta de Neumología de un hospital, vería pacientes con EPOC, a veces arrastrando una máquina de oxígeno por el suelo. Sin embargo, su incrédulo cerebro gravitaría en torno a otra justificación: «Habrá tenido mala suerte», «Seguro que comía fatal; yo en cambio fumo, pero al menos me alimento bien».

Es muy doloroso ver amigos y familiares a los que queremos incapaces de cambiar de conducta. Más doloroso aún cuando nos dedicamos al ámbito de la salud, o cuando hemos tenido pérdidas personales previas directamente relacionadas con los malos hábitos. ¿Qué hacer aquí? No hay una guía en estos casos, pero lo cierto es que las palabras son poco efectivas a la hora de ayudar a alguien a cambiar. Cuando nos dicen lo que no queremos oír, aunque sea cierto, rara vez hacemos caso y cedemos. El curso de acción más habitual es encerrarnos en nosotros mismos, como si la persona que nos recomienda cambiar estuviera amenazando nuestra zona de confort, identidad y libertad.

Hace falta algo más poderoso que las palabras. A veces, un susto en forma de enfermedad. Tras el diagnóstico de cáncer de pulmón, la mayoría de los pacientes dejan de fumar. Demasiado tarde. Lo mismo ocurre tras un infarto o un cáncer de laringe.

¿Hay alguna forma de motivar el cambio sin tener que llegar a circunstancias tan dramáticas?

No, al menos no hay una fórmula universal e infalible. En mi caso, la divulgación en internet tiene justo ese objetivo: motivar el cambio sin ordenar el cambio, encender la chispa sin apuntarte con un lanzallamas. Solo podemos hacer que alguien cambie si termina creyendo que él o ella desea cambiar.

En el ámbito familiar y personal, lo mejor que puedes hacer es actuar, no hablar. Vivir a través de la conducta que te gustaría ver replicada en los demás. Cambiar primero tú, brillar primero tú, y después esperar hasta que tu ambiente quiera subirse al carro. Esto a veces ocurre y a veces no, pero no puedes asumir la responsabilidad que le corresponde al otro, aunque el otro sea tu padre, tu madre o tu hermana.

No fuerces y trata de no frustrarte cuando no consigues modificar la conducta de alguien, seas un profesional, una

madre o un hijo. Quizá dejar este libro en su mesita de noche
sea un primer paso para que tomen conciencia de cómo sus
hábitos les afectan negativamente no solo a ellos sino también
a todos los que le quieren.

41

Pero entonces... ¡¿qué como?!

Nunca ha existido tanta confusión en torno a qué comer como en los últimos años. El auge de las redes sociales y la creación de contenido ha confundido aún más a la población. Los mensajes radicales que demonizan alimentos o nutrientes calan enseguida en la sociedad, sobre todo entre el sector más joven o menos crítico.

Según qué blog, canal de YouTube o cuenta de Instagram mires, la carne roja puede ser un veneno generador de cáncer o bien la cura de tus enfermedades. La leche puede ser un fluido amenazante que solo deben tomar los bebés o bien algo de obligado consumo. Incluso la fruta, que cuenta con evidencia científica aplastante a su favor, tiene hoy sus detractores. Ni la verdura se salva del ataque por parte de algunos sectores.

El ámbito de la nutrición se ha polarizado, como ocurre con la política o con el deporte. ¿Por qué? Ya lo sabes. Las redes sociales están diseñadas para enseñarte lo que quieres ver y ocultarte lo que no quieres ver. De esta forma, con pocas semanas de uso, YouTube, Instagram o TikTok (esta última tiene características especialmente peligrosas) saben a la perfección cuáles son tus gustos, y te los muestran una y otra vez.

Esto genera una «cámara de eco» en cuanto a contenidos. Ciñéndonos a la nutrición, si eres vegano, solo verás creadores de contenido que refuerzan tus ideas, creencias y posiciones científicas en torno al veganismo. Si haces ayuno intermitente y te interesa, te tragarás siete vídeos al día sobre el tema. Si piensas que la carne es de lo más saludable, en las redes encontrarás doctores carnívoros que, con el fonendo colgado al cuello, no dejan pasar la oportunidad de denostar la verdura y la fruta diciendo que son fuente de antinutrientes peligrosos y demás sandeces. En todo caso, la confusión del consumidor en torno a qué comer no es culpa suya. El no saber qué comer es del todo normal y esperable. Lo raro sería que lo tuviera claro. Si yo escuchara consejos contradictorios todos los días sobre cómo invertir en bolsa, acabaría igual de confundido. Por eso trato de limitar mucho mis fuentes de información haciendo un ejercicio de cribado mastodóntico. Tardo más en verificar las fuentes elegidas que en consumir el contenido.

No precisas tener conocimientos sólidos de nutrición ni saber leer (o querer leer) un artículo científico, al igual que yo no tengo conocimientos de arquitectura o astrofísica. Por eso, en general, muchos quedamos a merced de periódicos digitales, libros, revistas y creadores de contenido, que se han convertido en los nuevos «líderes de opinión».

¿La salida a esta cruzada de desinformación?

Nada mejor que apoyarnos en la evidencia científica generada desde hace décadas. Pero no en tal estudio concreto o en tal otro. No. Debemos apoyarnos en el grueso de la evidencia, que siempre apunta en una dirección.

Tras muchos años dedicados a la nutrición, te resumo las únicas verdades atemporales que son ciertas hoy y lo serán en 2035 (si es que hay alguien leyendo este libro en 2035):

- No existe la dieta humana ideal. El ser humano ha conseguido adaptarse con salud a multitud de dietas muy diferentes. No existe un reparto de macronutrientes óptimo para el ser humano. No existen alimentos imprescindibles. Sí nutrientes. Tu contexto individual determinará la idoneidad de uno u otro abordaje dietético. La mayoría de las sociedades cazadoras-recolectoras modernas tienen dietas muy diferentes entre sí, pero todas tienen en común una cosa: escasa incidencia de las enfermedades crónicas. Por el contrario, cada vez más personas siguen una dieta occidental, con un común denominador: incidencia creciente de las enfermedades crónicas.

- Un superávit calórico mantenido en el tiempo te enfermará. Es decir, ingerir más calorías de las que utilizamos a diario de forma crónica es el principal elemento generador de enfermedades de la civilización. Algunas personas tienen una genética privilegiada que les permite no enfermar hasta muy tarde. Otras, sin embargo, sufren las consecuencias mucho antes.

- La dieta occidental, caracterizada por un predominio de alimentos ultraprocesados hiperpalatables, es generadora de enfermedades metabólicas y cardiovasculares. Los trastornos metabólicos generados por el estilo de vida occidental, a su vez, incrementan el riesgo de cáncer y otros problemas graves. Un efecto dominó mortal que siempre empieza en tu ambiente, en el supermercado y en el comedor.

- Si bien no existe una única dieta óptima, la evidencia nos dice que una dieta basada en plantas (no necesariamente vegana o vegetariana) es protectora frente a la mayoría de las enfermedades crónicas. Hacer una cruzada en contra de los alimentos de origen vegetal es un sinsentido acientífico. De forma análoga, hacer una cruzada contra los alimentos no procesados de origen animal tampoco se sustenta en evidencia científica. Al menos si nuestro criterio es la salud.

- Lo que comes cada día tiene una gran influencia sobre tu estado de ánimo y tu salud mental. Y, paradójicamente, es cuando tu salud mental sufre cuando peor tiendes a comer. Rompe esa inercia.

- Eliminar un elemento supuestamente perjudicial de la dieta solo será beneficioso si lo sustituyes por otro que, aportando las mismas calorías, sea más saludable. Cambiar el salami por Nutella no hará mucho por tu salud, pero cambiarlo por un puñado de frutos secos isocalóricos es un paso en la dirección correcta.

- Elevar el contenido en proteína es útil para disminuir el porcentaje de grasa corporal. Una persona con obesidad se beneficiará de incrementar el número de calorías provenientes de proteína en la dieta. Como nuestra composición corporal poblacional tiende al exceso de adiposidad, la recomendación de incrementar ligeramente el contenido en proteína de la dieta, en nuestro contexto, suele ser acertada.

- Es más sencillo mantener a largo plazo el peso perdido con una dieta rica en proteína que con un consumo proteico bajo o subóptimo.

- No conocemos la cantidad de proteína óptima para favorecer la longevidad. Tanto un consumo de proteína deficiente como un consumo muy elevado, con toda probabilidad, acortan la esperanza de vida. Restringir ciertos aminoácidos alarga la vida en modelos animales, pero un consumo subóptimo de proteína la acorta en humanos. Además, la proteína aporta calidad de vida a los adultos mayores, por ser una herramienta útil frente a la sarcopenia.

- El consumo diario de verduras y frutas protege frente a gran número de enfermedades crónicas no transmisibles.
- Las legumbres constituyen uno de los grupos de alimentos más saludables que existen. Quizá el que más.
- Es preciso quitar el foco de los nutrientes y ponerlo en los alimentos. No comemos colina o colesterol, comemos yema de huevo. No ingerimos zinc o magnesio, consumimos ostras o chocolate negro. El alimento es mucho más que la suma de sus macro y micronutrientes. Si consumes todos los micronutrientes de una ostra de forma aislada, en la misma exacta cantidad, junto con la misma cantidad de proteína, grasa y carbohidratos, no estás comiendo una ostra. La ostra es mucho más que la suma de sus micro y macronutrientes aislados. A esto nos referimos cuando hablamos de matriz nutricional.
- La industria alimentaria quiere que compres sus productos. Para ello, los disfraza y decora de todas las formas posibles: bajo en sal, sin azúcares simples, rico en B12, sin gluten, cuida tu silueta, el desayuno de los campeones, la bebida de los machos alfa, etc. Cuantos menos *claims* tenga un alimento, mejor. Una manzana o un lomo de salmón no necesitan anunciarse como «rico en fibra» o «fuente de omega 3».
- No tenemos que comer cinco veces al día para optimizar nuestra salud. Tampoco dos ni tres. No existe la frecuencia de comida óptima. Adáptala a tus necesidades.

- La calidad de lo que comes determina en buena medida la cantidad de lo que comes. Prioriza la calidad (densidad nutricional) y tendrás que ejercer menor control voluntario sobre la cantidad.
- Puedes seguir una dieta de alta calidad y excederte en las cantidades. Comer «comida real» es necesario, pero no suficiente, para tener una composición corporal adecuada.
- Es preciso huir del dietocentrismo. La dieta no es el único factor que influye en la salud, ni siquiera el más importante. Para mejorar la salud de la población tenemos que incorporar en la ecuación la cantidad y la calidad de movimiento, las relaciones interpersonales, el mundo laboral, la espiritualidad y las creencias, la genética y la epigenética, la contaminación ambiental, la salud mental o la capacidad para hacer frente a estresores vitales (resiliencia).

42

Elige tus dificultades

La realidad es que una vida sin dificultades no existe. Los estoicos valoraban muy positivamente la adversidad, hasta el punto de compadecerse de aquellos que no habían sufrido en la vida. Hoy los tomaríamos por locos. Porque la adversidad es la gran maestra, y los momentos de mayor crecimiento en la vida suelen ser los más duros. Podríamos decir que la adversidad es condición necesaria, pero no suficiente, para crecer, dado que la respuesta a la adversidad es muy heterogénea. Y la adversidad entrará en tu vida, por una puerta o por otra. El no enfrentar la adversidad de primeras traerá más adversidad de segundas, por lo que nos toca elegir qué adversidades y dificultades queremos afrontar. Aunque en muchas ocasiones no tendrás ninguna elección. Entrenar a diario es duro. Es incómodo, doloroso y molesto. Para muchos, una pérdida de tiempo. Pero también es duro (y peligroso) ser débil y vivir en un cuerpo que no te gusta el resto de tu vida. Es duro ahorrar todos los meses y vivir por debajo de tus posibilidades. Decir que no a ese cochazo o a ese viaje a las Maldivas es un fastidio. Pero también es duro estar siempre hasta el cuello, no llegar a fin de mes o no poder darles a tus hijos los cuidados que precisan.

Elegir cenar pescado azul con ensalada puede ser muy difícil, sobre todo si la alternativa es una lasaña precocinada que tus hijos se comen sin levantar la vista del plato. Pero más complejo es tener que vivir con tres *stents*, haber estado al borde de la muerte y hacer cola en la farmacia todos los lunes. Más doloroso es vivir con el miedo constante a que vuelva a suceder. A que esta vez sea la definitiva y no te dé tiempo a decir adiós.

Para muchos es difícil expresar lo que sienten, decirle a tu padre o a tu madre un simple «te quiero» o invitarlos a un plan conjunto. Pero te aseguro que es más difícil el arrepentimiento de no haberlo hecho cuando ya no puedes hacerlo.

Irse a la cama temprano y tener buena higiene de sueño puede ser un incordio cuando están emitiendo tu serie favorita. Era tu momento de descanso, ocio y diversión, y te lo merecías, porque llevas todo el día pringando. Pero también es un fastidio arrastrarte durante la mañana siguiente, tomar malas decisiones por haber dormido mal y tener que tomarte cuatro cafés para empezar a funcionar.

Si has leído hasta aquí entenderás que una vida saludable tiene que incluir un componente de incomodidad. La salud es la consecuencia de una toma de decisiones correcta, mantenida durante mucho tiempo, y muchas de esas decisiones no son cómodas.

Ser saludable es ser responsable, y ser responsable es ser capaz de dar respuesta (respons-habilidad). La vida te planteará muchas dicotomías y, quieras o no, tendrás que decidir continuamente (dar respuesta). No decidir también es decidir. No actuar es una acción en toda regla. Vivir, por lo tanto, es decidir.

Las decisiones difíciles son inversiones a largo plazo con un retorno bastante atractivo. Las decisiones fáciles hipotecan tu salud lejana a cambio de un momento de placer presente muy pasajero. Estás cableado para desear la decisión fácil porque ansías con todas tus fuerzas ese placer, por muy pasajero que sea. En ti está el resistir esa pulsión inconsciente para conseguir un bien mucho mayor, duradero y valioso.

Addendum

81 verdades incómodas sobre tu salud y estilo de vida

A continuación, y como broche final, tienes 81 verdades incómodas sobre salud, enfermedad y vida. Estas perlas de contenido son fruto de largos paseos viendo amaneceres y atardeceres, de años de experiencia en el sector de la salud, de ser médico y paciente, y de una obsesión incansable por contestar la siguiente pregunta: ¿qué factores optimizan la salud y previenen la enfermedad en el *Homo sapiens*? No las tomes como verdades universales. No lo son. Úsalas como acicate para la reflexión y estímulo para el autocuidado.

1. No existe la dieta humana ideal. Una buena dieta se caracteriza más por lo que excluye que por lo que incluye. El ser humano se ha adaptado a multitud de dietas diferentes, pero no a la dieta occidental.

2. La mayoría no cambiará hasta que el dolor de permanecer en la situación previa sea superior al dolor que supone cambiar. Esto, en muchas personas, significa llegar a tener un infarto, estar en quiebra o pesar ciento ochenta kilos antes de modificar su conducta.

3. Si quieres mantener el cambio de hábitos, debes cambiar primero de identidad. Si tu identidad es la de alguien sedentario, no podrás mantener un alto nivel de actividad física durante mucho tiempo. Solo alguien que se identifica como una persona activa puede hacerlo. No te engañes: cambiar de identidad no significa convencerte a ti mismo de que lo estás haciendo bien, sino actuar como alguien que realmente lo está haciendo bien. Aplica esto a cualquier cambio de hábitos: dejar de fumar, ganar masa muscular o estudiar ocho horas al día. La identidad arrastra el hábito.

4. La salud no puede definirse como la mera ausencia de enfermedad. Es mucho más que eso, y la mayoría de las personas no alcanzan un estado de plena salud. En nuestro contexto actual, es una tarea dificilísima.

5. El proveedor de salud más importante a lo largo de toda tu vida no es tu médico, eres tú mismo.

6. Se invierte mucho más dinero en aquello que menos salud genera en la población: intervenciones biomédicas y fármacos. Se invierte poco dinero en lo más importante: prevención, cambio de hábitos, políticas sociales. ¿Por qué? Responde tú mismo.

7. Con más pastillas no solucionarás enfermedades que dependen directamente de tu estilo de vida. Las solucionarás modificando tu estilo de vida.

8. La obesidad no puede solucionarse en una consulta médica o un quirófano. Es un problema primero social, luego conductual y, por último, acaba siendo un problema médico.

9. La mayoría de las enfermedades se pueden prevenir. Para una minoría, todavía, es imposible hacerlo. Estas últimas son las más crueles y las que más te harán sufrir.

10. Aunque tengamos problemas y tu cerebro se centre siempre en ellos, vives en un momento histórico privilegiado. Aprovéchalo.

11. Uno de los aceleradores del cambio más potentes: rodéate de gente que ya hace lo que tú quieres hacer o tienen lo que tú quieres tener.

12. Cambiar es más urgente cuanto menos sentimos dicha urgencia. Cuando estamos en la cama del hospital junto al suero fisiológico podría ser demasiado tarde.

13. El interés compuesto es aplicable a la salud. Pequeños cambios insignificantes realizados hoy pueden cambiarte la vida dentro de diez años.

14. No verás el resultado de tu disciplina actual de forma inmediata. Piensa a largo plazo. Estás constantemente ayudando a tu yo del futuro, y eres el resultado de los hábitos que has tenido en los últimos años. Tu esfuerzo es una moneda y no va a parar a un saco roto. Todo esfuerzo cuenta, solo que no ves el resultado hasta que se acumula una gran cantidad de esfuerzo.

15. Tenemos alergia al momento presente. La mayoría estamos perdidos en el futuro o en el pasado, y eso no es vida, es locura. La salud y la vida comparten habitación: el presente.

16. Más casi nunca es mejor en salud. Más información. Nuevas dietas. Más suplementos. Diferentes protocolos. Reduce, recorta y elimina. La salud surge cuando eliminamos todo lo innecesario. Emerge de lo esencial. Tienes una maquinaria fisiológica casi milagrosa a tu disposición, pero vives en un ambiente que juega en su contra.

17. Somos una sociedad cada vez más cómoda y frágil, tanto a nivel físico como psicológico, lo cual nos trae consecuencias muy negativas. El único antídoto a esto es la incomodidad voluntaria. Lo frágil se rompe. Lo resiliente resiste. Lo antifrágil crece con la adversidad.

18. La vida te hará sufrir tarde o temprano y ese momento llegará de forma inesperada. Puedes trabajar hoy para amortiguar el golpe. Cuanto más preparado estés, mucho mejor. Sé el guerrero en el jardín, no el jardinero en la guerra.

19. La medicina te necesita. La sociedad te necesita. Comer bien, descansar y entrenar a diario no es un acto egoísta, es un acto de generosidad. Implica un ahorro de recursos públicos que podrán destinarse a aquellos que no tienen elección. Implica que serás un ser humano más útil, más creativo y también más amable. Una vida de hedonismo desenfrenado sí es una vida egoísta.

20. Poca medicina mata. Mucha medicina enferma. Más medicina no es mejor. Mejor medicina es mejor. La sobreutilización de la medicina es peligrosa.

21. Las redes sociales son el elemento polarizador por excelencia. En menos que canta un gallo, creerás que tienes

la razón absoluta en política, dietas o deportes. Estarás enfadado y odiarás a mucha gente sin saber por qué. Despierta.

22. La soledad mata más que la obesidad, y somos una sociedad hiperconectada, pero estamos muy solos.

23. Un profesional quemado no puede sentir empatía. Un profesional quemado se aferra a protocolos mecánicos y automáticos. No piensa. No siente. No actúa: reacciona. Su único deseo: que llegue el viernes y salir del trabajo.

24. El peligro de los fármacos para adelgazar reside en que pienses que son la solución a tu problema y bajes los brazos.

25. La hiperestimulación sensorial excesiva conlleva desmotivación. Sigue viendo porno, comiendo ultraprocesados y dándole a TikTok de forma compulsiva y pronto no tendrás ambiciones ni objetivos y te conformarás. ¿Qué me ocurre?, te preguntarás.

26. El cien por cien de los que atacan y odian gratuitamente en redes sociales están insatisfechos con su vida. Su ataque no tiene nada que ver contigo y tiene todo que ver con ellos.

27. El objetivo es morir joven lo más tarde posible, y para ello tienes que comenzar a trabajar tu salud lo antes posible.

28. La causa de la depresión no es un desequilibrio bioquímico que ocurre de un día para otro sin motivo alguno.

Es la respuesta de nuestra mente a un ambiente que ya no somos capaces de soportar ni un minuto más.

29. Lo radical, lo absolutista y lo que separa siempre venderá más que el discurso conciliador que habla de matices, contextos y grises. Cómo llegar a ser muy grande en internet en muy poco tiempo: inventa una guerra.

30. Un equilibrio entre la compasión por los otros y la compasión por uno mismo genera felicidad. Volcarte en los demás y olvidarte de ti es una receta peligrosa.

31. El mejor *antiaging* que existe es el ejercicio físico. Y nunca podrán encapsular el cien por cien de sus beneficios.

32. El segundo mejor *antiaging* que existe es el sueño. Si reduces el número total de horas de sueño, estás reduciendo también tu esperanza de vida.

33. No confíes ciegamente en tu buena genética: cuida con esmero tu ambiente. No confíes solo en tu talento: apóyate en tu trabajo diario.

34. No hay nadie a quien debas respetar más que a ti mismo. El respeto hacia tu persona crece cada vez que te propones hacer algo y cumples, y se desvanece cada vez que te rindes a la pereza y procrastinas. Del respeto nace la autoestima, y de la autoestima, la autoeficacia. Si quieres ser imparable, jamás te mientas.

35. Eres autoeficaz si tienes confianza plena en tus capacidades y competencias de cara a enfrentar situaciones difíciles. Dicha confianza en uno mismo no aparece de

la noche a la mañana, nace de la consecución de objetivos mucho más pequeños, acumulados a lo largo de
meses, años y décadas. Esos objetivos pueden ser ir a
entrenar cuando toca o sentarte a estudiar cuando
debes. En una palabra: disciplina.

36. Uno de los mayores beneficios de entrenar no tiene nada
que ver con tu cuerpo y tiene todo que ver con tu mente:
es incómodo. Esa negociación interna que hay que
poner en marcha para, sin necesidad, levantar una barra
con cien kilos o para correr diez kilómetros generará un
callo mental y cambiará tu disposición futura a la hora
de enfrentarte a acontecimientos difíciles. Si consigues
ganar las pequeñas batallas, tendrás la confianza necesaria para enfrentarte a las grandes.

37. La atención a la salud es un proceso continuo, ilimitado
e infinito que no tiene comienzo y solo finaliza al morir.
¿Cómo no puede tener comienzo? Lo que tus padres y
abuelos comieron, sintieron e hicieron tiene una influencia directa en tu biología, no solo desde el momento de
tu concepción, sino mucho antes. Así lo corrobora la
epigenética: nuestro ambiente promueve modificaciones
genéticas que pasan de generación en generación. Por
lo tanto, estamos siempre a merced de nuestro ambiente,
y lo que hoy hagas es un regalo o una carga sobre tus
aún inexistentes hijos o nietos. El cuidado de tu salud es
transpersonal.

38. Si crees que entrenar a diario o comer bien es difícil,
espera a conocer de primera mano la dificultad que
supone tener un problema de salud que podrías haber

prevenido de haber tomado acción en el momento oportuno.

39. Los contenidos que mejor funcionan en redes sociales no son los más informativos, exactos y rigurosos, sino los más polémicos, transgresores y polarizadores. Cuidado, porque en aras del negocio puedes transformar un mensaje inicialmente bueno en una estrategia de marketing agresiva y que poco bien le haga a la humanidad.

40. Haz tres cosas al mismo tiempo para tener una audiencia fiel. Emite un mensaje útil, llama la atención del público y no mientas.

41. Los mensajes genuinos, sinceros y bienintencionados suelen tener buena acogida por el público. Lo impostado se ve a la legua. Ser quien eres es tu superpoder. Deja de esforzarte por «parecerte a».

42. Lo que nos motiva a actuar no es el objetivo en sí mismo, sino la necesidad de aliviar el deseo que nos reconcome. La dopamina tiene mucha más fuerza antes de que toques el trofeo.

43. La enfermedad es una profesora insustituible, pero ojalá nunca tenga nada que enseñarte. Y si tiene que hacerlo, serás desdichado y privilegiado a partes iguales.

44. La mejor dieta es aquella que, siendo saludable, puedes seguir.

45. Jamás limites tu dieta a lo que comes y bebes. Lo que piensas, lo que lees y lo que sientes también forma parte de tu dieta.

46. Las poblaciones cazadoras-recolectoras modernas tienen mucho que enseñarnos sobre cómo vivir y cómo no morir. Ellos mueren de aquello que nosotros superamos hace tiempo. Nosotros morimos de aquello que ellos no conocen.

47. El individualismo mata. La soledad mata. El aislamiento mata. El cáncer está formado por células egoístas que solo consumen recursos y no aportan nada al resto.

48. El ayuno intermitente ha calado en la sociedad porque es una forma sencilla y elegante de no pasarnos el día comiendo, limitando la hiperdisponibilidad alimentaria característica de nuestra sociedad.

49. Establecer periodos de ayuno entre tus comidas, de mayor o menor duración, sin duda te beneficiará en diferentes aspectos. No estamos hechos para pastar. Sí para comer, ayunar, y después volver a comer. Lo opuesto al ayuno intermitente es la ingesta continua. Quizá de esta forma logremos entender el sentido real de la práctica.

50. Continúa haciendo lo correcto y desvincúlate del resultado. El resultado será el que tenga que ser. El marcador del partido se actualiza solo. El apego obsesivo al resultado generará ansiedad, frustración y evitará que disfrutes de lo que importa de verdad: el camino. Recuerda: haz lo que tienes que hacer y lo demás llegará.

51. Si no tienes tiempo para el ejercicio, pronto tendrás tiempo para las salas de espera. Si hoy ahorras dinero en comida saludable, mañana tendrás que invertirlo en fármacos.

52. La salud está en el centro, pero la moderación no vende. No da likes ni visitas. Sí aporta paz mental. Adopta una actitud moderada y observa con asombro como la búsqueda insaciable de más destruye la vida de millones de personas.

53. De los que no comen, ninguno se salva. De los que comen, alguno escapa. Autor: desconocido. Moraleja: no saber qué comer es preferible a no tener qué comer. Da las gracias por eso.

54. Según qué fuente analices, cualquier alimento o grupo de alimentos puede ser tremendamente saludable o un peligro para la salud. Además de la ciencia, necesitas el sentido común para poder alimentarte bien.

55. El marketing te quiere hacer creer que podrás seguir protegiendo tu salud sin esforzarte por cambiar. Esto es mentira. «Freír» las patatas o las empanadillas con aire no te servirá de mucho, comer más verduras y fruta sí lo hará. Cambiar tus dos latas de refresco azucarado por refresco edulcorado no es la solución. Dejar el tabaco por el vaper puede ser un paso inicial, pero no has acabado con el hábito perjudicial.

56. En vez de buscar «ser más saludable» persigue «ser más fuerte». Tener salud es un concepto muy laxo y subjetivo, pero la fuerza es algo del todo cuantificable y objetivo. La enfermedad raras veces arraiga en un cuerpo verdaderamente fuerte. Cuando arraiga, es más difícil que permanezca.

57. El médico que hace mayor énfasis en el estilo de vida de los pacientes, y no en los fármacos o complejas cirugías,

suele ser considerado «menos médico» tanto por pacientes como profesionales. Vamos al médico para que «nos curen» y nos solucionen un problema. Pero la mayoría de las enfermedades crónicas que hoy son una amenaza no encuentran solución en fármacos, cirugías o procedimientos. En este sentido, el médico se convierte en una guía, un facilitador o incluso un motivador del cambio. No solo un «prescriptor».

58. Necesitamos profesionales con un conocimiento más integrador y menos hiperespecializado, que puedan ver el bosque además de los árboles. Especialistas en dar coherencia a un sistema desintegrado. Devolvamos el glamour a la transversalidad.

59. El ejercicio físico es el único medicamento capaz de reducir el número de pastillas de tu pastillero.

60. Como cualquier medicina, la dosis de ejercicio es de primera importancia. Por debajo de la «dosis mínima efectiva», el ejercicio es inefectivo. Por encima de la «dosis máxima tolerable», el ejercicio puede ser dañino. En mitad de ambas encontramos el deseable «rango terapéutico». Haz caso de aquel profesional que sepa encontrarlo y aplicarlo a tu rutina. Si después de entrenar no estás cansado o no puedes continuar con tu día, necesitas ayuda profesional.

61. La función muscular es el mejor biomarcador del envejecimiento. Si quieres aproximarte a la edad biológica de una persona, lo primero que tienes que mirar no son las arrugas, sino el músculo y lo que ese músculo es capaz de hacer.

62. No te preocupes solo por tus niveles de colesterol o triglicéridos. Preocúpate por cuál es tu velocidad de marcha, cuántas flexiones en suelo puedes hacer o si tienes buena fuerza de agarre.

63. Recuerda que cuando haces una analítica estás viendo un único fotograma de una película completa. Imagina entender a la perfección de qué trata *Titanic* viendo solo una foto del barco en el puerto de Southampton.

64. El mundo necesita especialistas y generalistas. Los mayores avances surgen de la conexión inesperada de áreas de conocimiento muy alejadas. Antes de ser el mejor en algo, imprégnate de una amplia variedad de disciplinas, aunque no profundices en ellas. Después, profundiza en alguna.

65. Si tienes la sensación de que sabes de todo, es probable que no sepas de nada. Si tienes la sensación de que cada vez sabes menos, es probable que vayas por el buen camino.

66. La mayoría de los suplementos no son efectivos. Algunos tienen cierta efectividad. Unos pocos son efectivos. Los que son muy efectivos, no son «suplementos».

67. El objetivo es que no entres en el hospital. Si entras, que salgas lo antes posible. Si sales, que no vuelvas a entrar.

68. Ningún elemento dietético por sí solo es tan peligroso como la interacción de diferentes elementos negativos entre sí. Puedes centrar tu discurso en el azúcar si quieres, pero solo estarás distrayéndote.

69. La preocupación saludable por mejorar tu salud deja de ser saludable cuando la búsqueda de lo saludable te genera altos niveles de estrés y ansiedad. Una buena dieta a veces es más saludable que una dieta perfecta.

70. La salud mental y la física no son separables. Tus pensamientos y emociones generan una impronta bioquímica en tu fisiología. La depresión, por ejemplo, aumenta mucho el riesgo de enfermedad cardiovascular.

71. Aprende a preservar tu salud mental en un mundo que atenta una y otra vez contra ella. Déjate ayudar por un profesional. El momento de priorizarte es ahora, no mañana. Trabaja la expresión emocional. No todos sabemos transformar nuestros sentimientos en palabras, pero es una habilidad entrenable. Entrena. Fuerza. A diario. Mover cosas pesadas tiene un efecto antidepresivo insustituible. Luz y naturaleza: utilízalas a tu favor. Observa y evalúa tus relaciones: en ellas está tu destino. Rodéate de aquellos que quieren que seas mejor. Aprende a decir no. Pon límites y barreras. Acepta que lo que dices, haces y sientes no gustará a todo el mundo.

72. El primer requisito para cambiar es ser sincero con uno mismo. La sinceridad extrema te indicará el camino que debes seguir, las áreas de mejora y cómo lo has estado haciendo mal todo este tiempo. Lo contrario, ser complaciente y condescendiente, solo puede hacerte sentir bien en el corto plazo.

73. Cuando mires atrás, deberías ver a tu yo de hace tres años como alguien mucho menos capaz. Progreso continuo es satisfacción permanente.

74. Recuerda que hoy te cruzarás con personas que se comen repeticiones en el gimnasio, que mienten a sus compañeros de trabajo o a sus parejas, que luchan por parecer en vez de por llegar a ser y que buscan desesperadamente atención. Dales una palmadita en la espalda y úsalos como recordatorio: la sinceridad es el gran separador. Ser una persona real es un activo poderoso hoy en día.

75. Casi cualquier dieta puede hacerte mejorar si el comparador es una dieta occidental basada en ultraprocesados. Esta mejoría inicial es utilizada por muchos para «evangelizar» con diferentes corrientes dietéticas. Lo que no saben es que hubieran mejorado lo mismo con cualquier otra dieta que se aleje del patrón occidental.

76. No puedes juzgar a nadie por las decisiones que ha tomado en torno a su salud.

77. Cada persona es un universo inabarcable de exposiciones ambientales, relaciones, condicionantes genéticos y epigenéticos, motivaciones y deseos profundos, miedos, emociones e inseguridades. Todo ello se bate en una coctelera y da como resultado lo que somos, lo que decidimos y nuestro riesgo de enfermar.

78. Al igual que el agua estancada tiende a acumular microorganismos y a ser de mala calidad, la falta de movimiento es el caldo de cultivo para que aparezca la enfermedad.

79. Para poder compararte con alguien de forma justa, deberías haber experimentado el cien por cien de los inputs ambientales de la persona en cuestión. Esto es imposible, por lo que el único modelo con el que deberías compa-

rarte (y al que deberías tratar de superar) eres tú mismo en el día de ayer.

80. La dieta, pautas y hábitos que optimizan tu esperanza de vida libre de enfermedad pueden divergir en diferentes partes del mundo. Cuando el ambiente cambia, cambian los condicionantes de salud y enfermedad. No te compares con alguien que vive a diez mil kilómetros de distancia.

81. Si crees que proteger tu salud supone únicamente eliminar ultraprocesados y entrenar un rato todos los días, es que pasas demasiado tiempo en redes sociales.

Notas

1. D. A. Shoham *et al.*, «An actor-based model of social network influence on adolescent body size, screen time, and playing sports», *PLoS One*, 7, n.º 6 (29 de junio de 2012), <https://pubmed.ncbi.nlm.nih.gov/22768124/>.

2. A. Vannucci, K. M. Flannery y C. M. C. Ohannessian, «Social media use and anxiety in emerging adults», *J Affect Disord*, n.º 207 (1 de enero de 2017), pp. 163-166, <https://pubmed.ncbi.nlm.nih.gov/27723539/>.

3. N. M. Golaszewski *et al.*, «Evaluation of Social Isolation, Loneliness, and Cardiovascular Disease Among Older Women in the US», *JAMA Netw Open*, 5, n.º 2 (1 de febrero de 2022), <https://jamanetwork.com/journals/jamanetworkopen/fullarticle/2788582>.

4. R. Manfredini *et al.*, «Marital Status, Cardiovascular Diseases, and Cardiovascular Risk Factors: A Review of the Evidence», *J Womens Health (Larchmt)*, 26, n.º 6 (1 de junio de 2017), pp. 624-632, <https://pubmed.ncbi.nlm.nih.gov/28128671/>.

5. A. H. Wasserman *et al.*, «Oxytocin promotes epicardial cell activation and heart regeneration after cardiac injury», *Front Cell Dev Biol*, 10 (30 de septiembre de 2022), <https://www.frontiersin.org/articles/10.3389/fcell.2022.985298/full>.

6. D. Goebert *et al.*, «Depressive symptoms in medical students and residents: a multischool study», *Acad Med*, 84, n.º 2

(febrero de 2009), pp. 236-241, <https://pubmed.ncbi.nlm.nih.gov/19174678/>.

7. E. Schernhammer, «Taking Their Own Lives: The High Rate of Physician Suicide», 352, n. 24 (16 de junio de 2005), pp. 2473-2476, <https://www.nejm.org/doi/10.1056/NEJMp058014>.

8. B. K. Pedersen y B. Saltin, «Exercise as medicine: Evidence for prescribing exercise as therapy in 26 different chronic diseases», *Scand J Med Sci Sport*, Supl. 3, n.º 25 (diciembre de 2015), pp. 1-72, <https://onlinelibrary.wiley.com/doi/10.1111/sms.12581>.

9. Activity Guidelines Advisory Committee, *Physical Activity Guidelines Advisory Committee Scientific Report*, Washington, DC, U.S. Department of Health and Human Services, 2018, <https://health.gov/sites/default/files/2019-09/PAG_Advisory_Committee_Report.pdf>.

10. Y.-Y. Tang, B. K. Hölzel y M. I. Posner, «The neuroscience of mindfulness meditation», *Nat Rev Neurosci*, 16, n.º 4 (21 de abril de 2015), pp. 213-225, <https://pubmed.ncbi.nlm.nih.gov/25783612/>.

11. D. E. Lieberman *et al.*, «The active grandparent hypothesis: Physical activity and the evolution of extended human healthspans and lifespans», *Proc Natl Acad Sci U S A*, 118, n.º 50 (14 de diciembre de 2021, <https://www.pnas.org/doi/abs/10.1073/pnas.2107621118>.

12. S. Lindeberg *et al.*, «Cardiovascular risk factors in a Melanesian population apparently free from stroke and ischaemic heart disease: the Kitava study», *J Intern Med*, 236, n.º 3 (1994), pp. 331-340, <https://pubmed.ncbi.nlm.nih.gov/8077891/>.

13. H. Kaplan *et al.*, «Coronary atherosclerosis in indigenous South American Tsimane: a cross-sectional cohort study», *The Lancet*, 389, n.º 10080 (29 de abril de 2017), pp. 1730-1739,

<https://www.thelancet.com/journals/lancet/article/PIIS0140-67361730752-3/>.

14. M. R. Hamblin, «Mechanisms and applications of the anti-inflammatory effects of photobiomodulation», *AIMS Biophys*, 4, n.º 3 (19 de mayo de 2017), pp. 337-361, <http://www.aimspress.com/article/10.3934/biophy.2017.3.337>.

15. B. Simmen *et al.*, «Primate energy input and the evolutionary transition to energy-dense diets in humans», *Proc R Soc B Biol Sci*, 284, n.º 1856 (14 de junio de 2017), <https://royalsocietypublishing.org/doi/10.1098/rspb.2017.0577>.

16. E. Stamatakis *et al.*, «Association of wearable device-measured vigorous intermittent lifestyle physical activity with mortality», *Nat Med*, 28, n.º 12 (8 de diciembre de 2022), pp. 2521-2529, <https://www.nature.com/articles/s41591-022-02100-x>.

17. E. Ferrari *et al.*, «Neuroendocrine features in extreme longevity», *Exp Gerontol*, 43, n.º 2 (febrero de 2008), pp. 88-94, <https://pubmed.ncbi.nlm.nih.gov/17764865/>.

18. L. S. Chow *et al.*, «Exerkines in health, resilience and disease», *Nat Rev Endocrinol*, 18, n.º 5 (18 de marzo de 2022), pp. 273-289, <https://www.nature.com/articles/s41574-022-00641-2>.

19. B. del Pozo Cruz *et al.*, «Prospective Associations of Daily Step Counts and Intensity With Cancer and Cardiovascular Disease Incidence and Mortality and All-Cause Mortality», *JAMA Intern Med*, 182, n.º 11 (12 de septiembre de 2022), <https://jamanetwork.com/journals/jamainternalmedicine/fullarticle/2796058>.

20. R. B. Kreider *et al.*, «International Society of Sports Nutrition position stand: safety and efficacy of creatine supplementation in exercise, sport, and medicine», *J Int Soc Sports Nutr*,

14, n.º 1 (13 de diciembre de 2017), art. 18, <http://www.ncbi.
nlm.nih.gov/pubmed/28615996>.

    21. K. Shiba *et al.*, «Associations Between Purpose in Life
and Mortality by SES», *Am J Prev Med*, 61, n.º 2 (1 de agosto de
2021), pp. 53-61, <https://pubmed.ncbi.nlm.nih.gov/34020851/>.

«Para viajar lejos no hay mejor nave que un libro».

EMILY DICKINSON

Gracias por tu lectura de este libro.

En **penguinlibros.club** encontrarás las mejores recomendaciones de lectura.

Únete a nuestra comunidad y viaja con nosotros.